Dʳ René BARSE

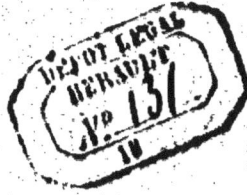

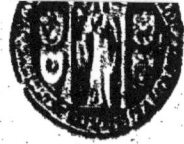

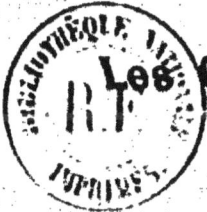

Les Opérations Correctrices

des

Rétrodéviations

de l'Utérus

ET LEURS RÉSULTATS

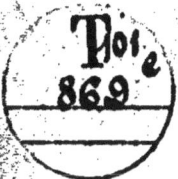

MONTPELLIER

G. FIRMIN, MONTANE ET SICARDI

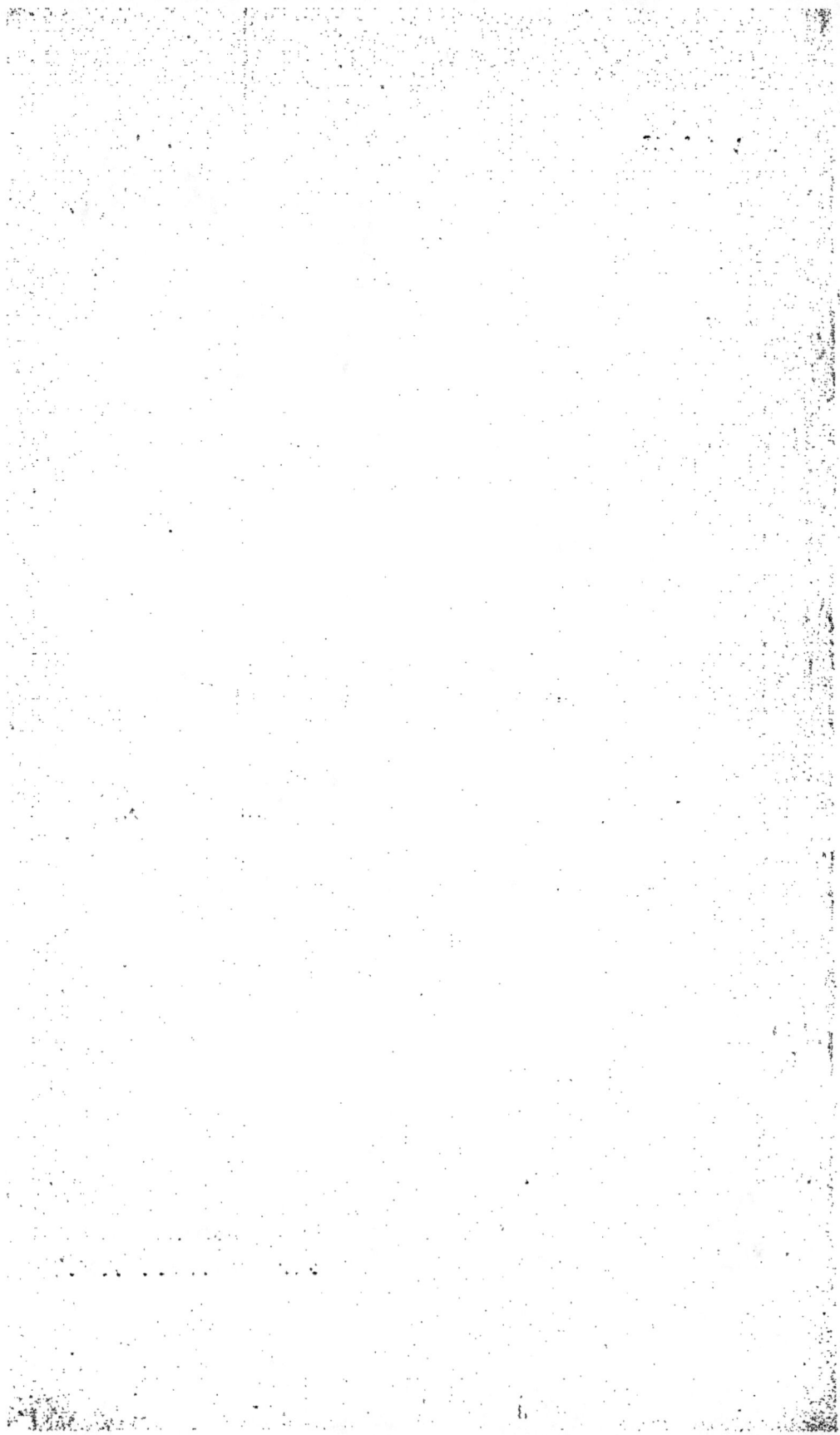

LES OPÉRATIONS CORRECTRICES

DES

RÉTRODÉVIATIONS DE L'UTÉRUS

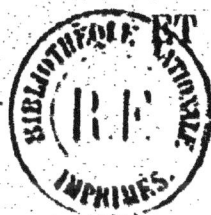

ET LEURS RÉSULTATS

PAR

René BARSE

DOCTEUR EN MÉDECINE

BIBLIOTHÈQUE NATIONALE
R.F.
IMPRIMÉS.

MONTPELLIER

IMPRIMERIE GUSTAVE FIRMIN, MONTANE ET SICARDI

Rue Ferdinand-Fabre Quai du et Verdanson

—

1905

Te 101
869

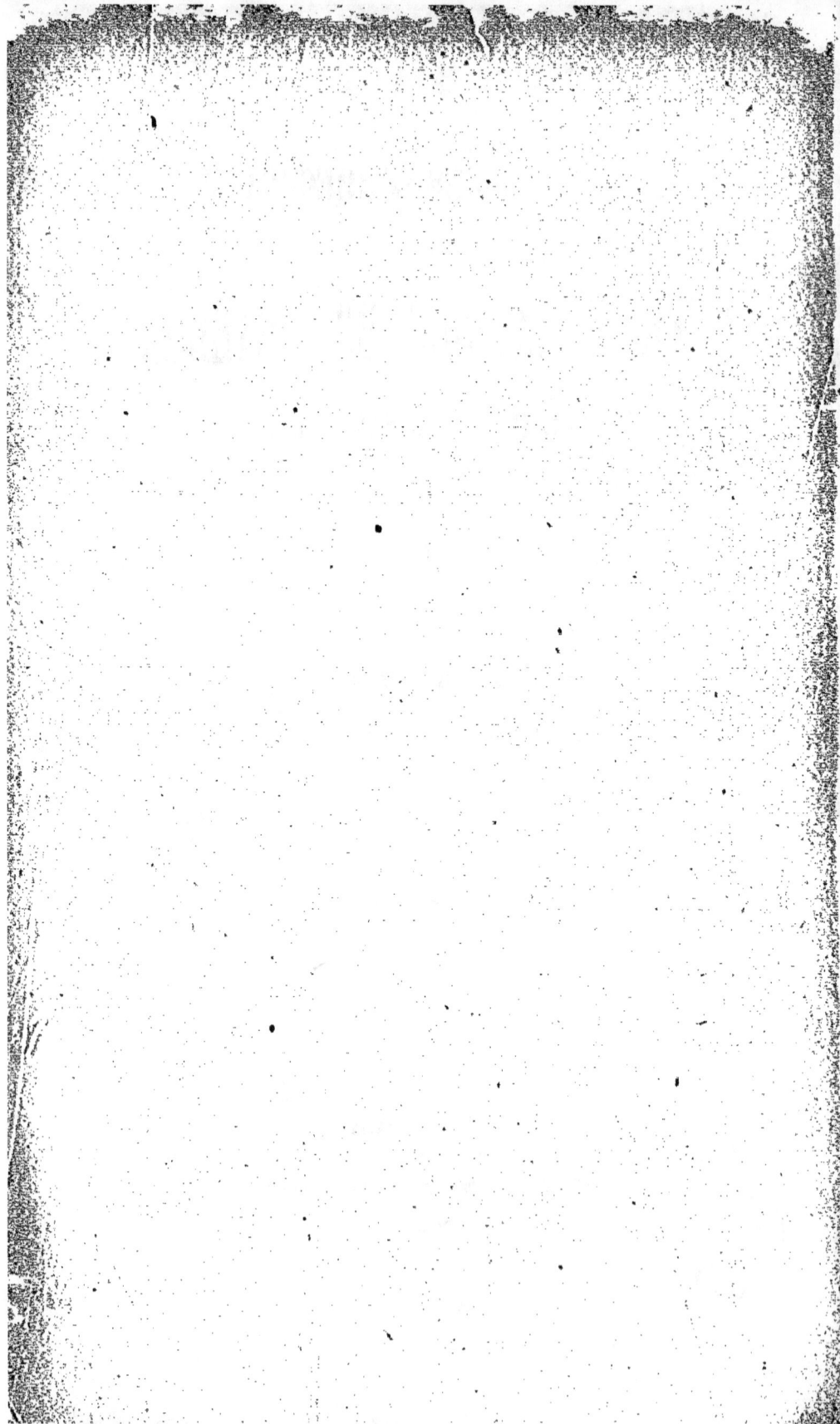

A LA MÉMOIRE VÉNÉRÉE DE MON PÈRE

Le Lieutenant de Vaisseau AMABLE BARSE

CHEVALIER DE LA LÉGION D'HONNEUR
OFFICIER DE L'ORDRE ROYAL DU CAMBODGE
ANCIEN DIRECTEUR DE LA COMPAGNIE DU PORT ET DU CHEMIN DE FER
DE LA RÉUNION
CHEF DU SERVICE DU PILOTAGE DU PORT DE CETTE

A LA MÉMOIRE

DE MON FRÈRE PAUL

ÉTUDIANT EN PHARMACIE A L'ÉCOLE PRÉPARATOIRE DE LA MARINE

A MA MÈRE

*En témoignage de mon affection et
de ma profonde reconnaissance.*

A MON FRÈRE HENRI

R. BARSE.

A LA MÉMOIRE DE MON ARRIÈRE GRAND-PÈRE

LE DOCTEUR P. A. PISSIS

MÉDECIN DES HOPITAUX

A LA MÉMOIRE DE MON GRAND-PÈRE

J. BARSE

CHIMISTE

ANCIEN PRÉPARATEUR A LA FACULTÉ DE MÉDECINE DE PARIS

A MES PARENTS

R. BARSE.

A MON PRÉSIDENT DE THÉSE

MONSIEUR LE PROFESSEUR TÉDENAT

PROFESSEUR DE CLINIQUE CHIRURGICALE A LA FACULTÉ DE MONTPELLIER

A MON EXCELLENT MAITRE

MONSIEUR LE PROFESSEUR ESTOR

PROFESSEUR DE CLINIQUE CHIRURGICALE DES ENFANTS A LA FACULTÉ
DE MONTPELLIER

A MES MAITRES EN OBSTÉTRIQUE

MM. les Professeurs-Agrégés : PUECH (1902-1903)
—   —   VALLOIS (1903-1904)
—   —   GUÉRIN-VALMALE (1904-1905)

R. BARSE.

A MES MAITRES DE LA FACULTÉ DE MÉDECINE
DE MONTPELLIER

J'offre ce modeste travail en reconnaissance de leur enseignement et de leur affectueuse sollicitude.

A MES AMIS

R. BARSE.

AVANT-PROPOS

Si le jour de la soutenance est un jour de joie parce qu'il marque pour nous le terme ardemment désiré de nos études médicales, on ne peut se défendre aussi d'un certain sentiment de tristesse en pensant que nous allons nous séparer de nos maîtres vénérés et de nos chers condisciples.

Mais si les hasards de la vie nous séparent, il restera toujours entre nous un lien fait d'affection et d'estime réciproque, né de six années de vie commune et de labeur côte à côte.

Avant de quitter cette Faculté, il nous est agréable de payer notre dette de reconnaissance envers ceux qui nous ont instruit.

Tout particulièrement, nous voulons remercier M. le professeur Estor, qui nous a prodigué sans compter et les conseils et les encouragements ; nous avons toujours trouvé en lui un bienveillant appui dans les circonstances difficiles de notre vie d'étudiant ; qu'il soit persuadé qu'il n'aura pas obligé un ingrat.

Dans ses leçons cliniques où M. le professeur Tédenat excelle à présenter sous un aspect séduisant les problèmes les plus ardus de la chirurgie moderne, nous avons puisé le meilleur de ce que nous savons. Il nous fait aujourd'hui le très grand honneur de présider notre thèse inaugurale : qu'il soit assuré de notre vive gratitude.

Pendant trois années consécutives, nous avons suivi la clinique obstétricale sous trois maîtres : MM. les professeurs agrégés Puech, Vallois et Guérin-Valmale que nous associons dans un même sentiment de reconnaissance et de respectueuse affection. M. le professeur Puech a été pour nous un examinateur bienveillant : il a bien voulu s'intéresser à notre travail et nous aider de son expérience ; nous le prions d'agréer l'expression de notre gratitude. M. le professeur Vallois nous a toujours réservé le meilleur accueil et n'a pas peu contribué à développer en nous le goût de l'obstétrique. M. le professeur Guérin dont nous avons assidûment suivi l'enseignement a bien voulu s'intéresser à nous dès les premiers jours. C'est à lui que nous devons le sujet de notre thèse ; qu'il soit assuré que les marques d'amitié qu'il nous a prodiguées, ne s'effaceront jamais de notre mémoire.

Nous n'aurions garde d'oublier :

M. le professeur-agrégé Jeanbrau qui nous a soigné avec dévouement et dont la bienveillante sympathie nous a accompagné pendant toute la durée de nos études médicales ;

M. le professeur Granel qui a droit à plus d'un titre à notre reconnaissance ;

M. le professeur Imbert qui nous a prodigué à nous-même et à notre famille tant de marques d'intérêt et qui a bien voulu nous initier aux secrets de l'électrothérapie, nous adressons l'hommage de notre respectueux dévouement ;

M. et Mme Gaussel, chefs de clinique, qui nous ont toujours montré beaucoup d'intérêt ;

M. le docteur Reynès avec lequel nous avions eu les meilleurs rapports pendant son clinicat.

Nous regrettons les circonstances qui nous privent de la présence du docteur Maurice Rigal dont nous avons apprécié les qualités de cœur et d'esprit et qui s'est montré pour nous l'ami discret des jours gais, l'ami dévoué des jours tristes.

En terminant, nous réclamons l'indulgence de nos examinateurs ; nous espérons qu'ils ne jugeront dans ce modeste travail que l'effort accompli et non le résultat obtenu.

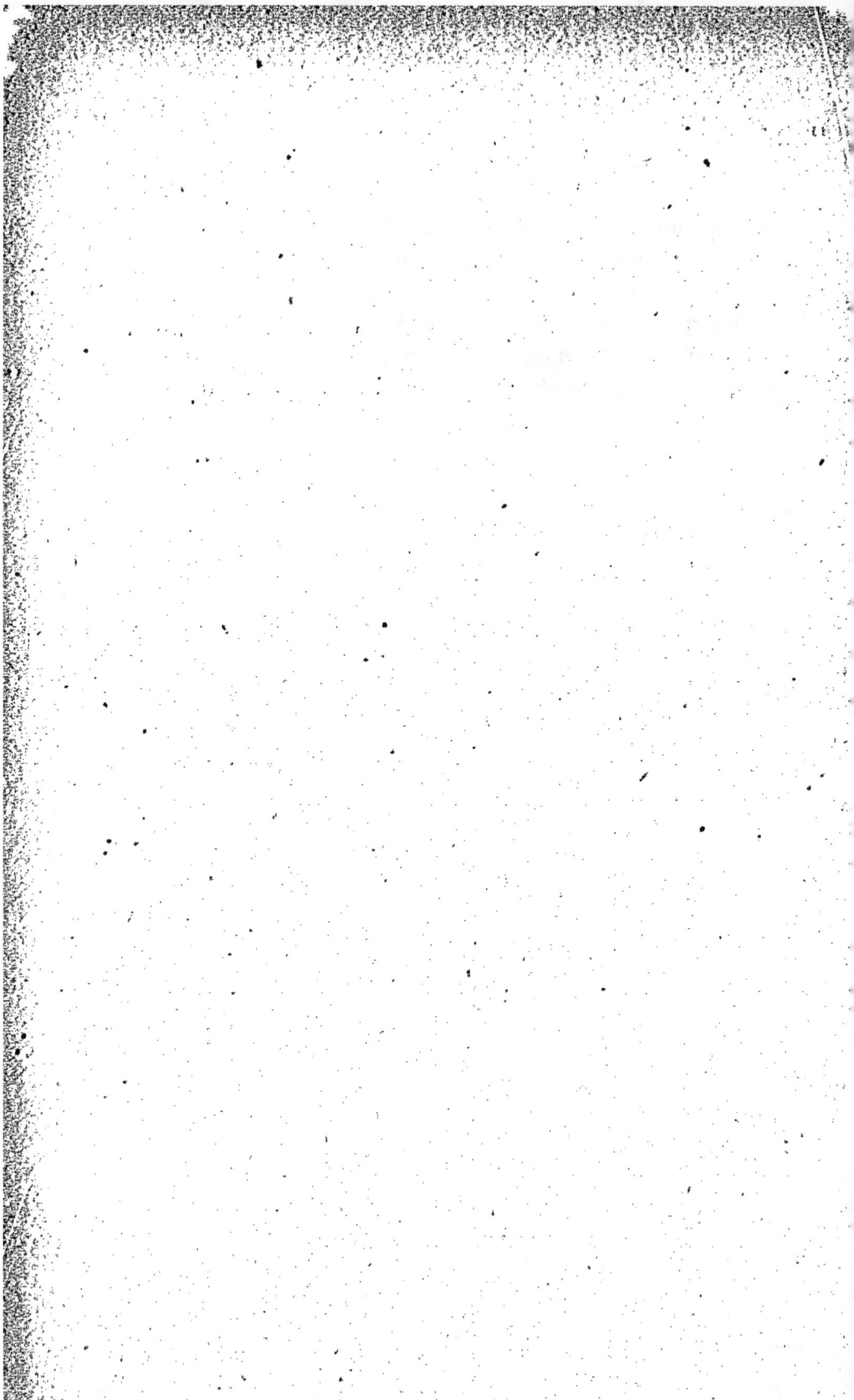

INTRODUCTION

« De tous les déplacements que peut subir l'utérus non gravide, dit Rivière (*Arch. de Tocol.*, 1892, p. 170), aucun n'est
plus fréquent que la rétrodéviation ; aucun ne donne lieu à
plus d'inconvénients ou d'accidents et ne sollicite davantage
l'intervention du chirurgien ».

Sanger, sur 700 maladies de femmes, a compté 188 cas de
rétrodéviations, soit 26,14 pour cent. Lohlein donne 17 à 18
pour cent et Winckel 19,10 pour 100. Sur 118 malades de
gynécologie, Delbet en trouve 30 (25,7 pour cent) contre 4 anté-
flexions, 1 antéversion. Wendeler en compte 18 pour 100 sur
3.000 femmes. Fraenkel, sur 5.180 malades, trouvait 936 déviations.

Ces chiffres sont certainement encore au-dessous de la réalité,
car nombre de malades ne souffrent presque pas, et ne vont
pas consulter leur médecin, persuadées que « c'est tout naturel
de souffrir aux périodes menstruelles ».

C'est, en effet, au moment de la période d'activité génitale de
la femme que nous trouverons les rétrodéviations ; elles sont
intimement liées à la métrite, quelle que soit l'origine de celle-
ci.

Car l'utérus n'est pas seulement dévié : il est presque toujours enflammé.

L'inflammation relève d'une métrite puerpérale : c'est le cas le plus fréquent. L'involution utérine postpartum ou abortum s'est mal faite : l'organe est gros, congestionné ; les ligaments ramollis et allongés sont incapables de remplir leur rôle de soutien. Le fond utérin s'incline en arrière : la rétrodéviation est constituée. Les anses intestinales appuyant dessus, les annexes enflammées et prolabées maintiendront la rétroposition que les adhérences paramétritiques rendront rapidement irréductibles.

Il est juste de remarquer que le ramollissement du tissu utérin peut provenir d'une métrite parenchymateuse, car nous rencontrerons des déviations chez des vierges et chez des nullipares (statistique de Bloch) (1).

La métrite qui accompagne la rétrodéviation constitue un facteur aggravant, car indépendamment des complications qu'elle apporte, elle expose à des récidives : elle est d'une ténacité remarquable grâce à la rétention des produits septiques, et

---

(1) Bloch, dans un long article paru en 1903, a donné une statistique de 56 cas de rétroflexions se décomposant ainsi :

26 chez les vierges ;

24 chez les gravides ;

86 chez les multipares ;

195 chez les accouchées ;.

169 fois la rétroflexion était mobile ;

26 fois elle était fixe ;

25 fois il y avait torsion du vagin et de l'utérus ;

79 fois aucune complication ;

57 fois aucun symptôme.

(Neue Médicinische Presse, 1903, N°s 33 à 36).

Martin. — Sur 121 femmes atteintes de rétroversion pendant leur grossesse, 97 multipares, 27 primipares.

Charles Liège donne 67 multipares pour 13 primipares.

D'après Combarieu (Th. de Paris, 1885), la rétrodéviation gravidique succédant à une rétrodéviation déjà existante est de 15 sur 120.

nous ne devrons pas perdre de vue que son traitement propre devra toujours accompagner le traitement de la rétrodéviation.

Quoi qu'il en soit, dès que la rétrodéviation est constituée, nous voyons apparaître tout un cortège de troubles constituant le tableau clinique.

Les douleurs lombaires, irradiées aux cuisses, aux aines, au bassin, exagérées par la défécation, surtout quand il coexiste de la constipation, les mictions sont douloureuses; il y a parfois rétention d'urine. Les troubles nerveux sont constants, les phénomènes dyspeptiques, la toux utérine, les névralgies sont les plus fréquents. Les troubles menstruels sont également constants, dus à la métrite concomitante et à des troubles de la circulation dus à la compression.

La grossesse est possible, mais rare, les avortements sont très fréquents, relevant autant de l'infection utérine que de la déviation.

La rétrodéviation peut se réduire seule sous l'influence de la grossesse ; mais l'inverse est aussi vrai : un utérus, jusqu'alors normal, peut se rétrodévier pendant les premiers mois de la grossesse. La multiparité joue, dans ce cas, un rôle évident bien démontré par les statistiques.

Nous voyons par là sous quels aspects variés peut se présenter au clinicien la rétrodéviation utérine, suivant que l'un ou l'autre symptôme sera dominant.

Ce ne sont certes pas les moyens thérapeutiques qui font défaut : le tout est d'apprécier les indications propres à la malade et de réaliser le traitement approprié.

Il nous a paru intéressant de parcourir la littérature médicale pour rechercher les résultats gynécologiques, tant immédiats qu'éloignés, donnés par les diverses opérations, proposées pour la cure des rétrodéviations utérines.

Nous avons ensuite voulu voir comment les utérus ainsi traités se comportaient vis-à-vis de la grossesse ; quelle influence la grossesse pouvait avoir sur le résultat opératoire et si la fixation de l'utérus ne compromettait point la grossesse ou l'accouchement.

Au préalable, nous avons voulu dire quelques mots du traitement orthopédique, considéré soit comme un moyen curateur, soit comme préparation à une intervention.

Nous avons volontairement laissé de côté dans ce travail, la question du traitement de la rétrodéviation de l'utérus gravide.

Nous n'avons point eu la prétention de faire œuvre de nouveauté ; notre but a été simplement de réunir et de grouper, de montrer les liens communs et les différences, en un mot d'essayer de mettre au point la question du traitement de rétrodéviation.

TRAITEMENT ORTHOPÉDIQUE ET MÉDICAL

LES OPÉRATIONS CORRECTRICES

DES

RÉTRODÉVIATIONS DE L'UTÉRUS

ET LEURS RÉSULTATS

TRAITEMENT ORTHOPÉDIQUE ET MÉDICAL

RÉDUCTION ET PESSAIRE

Il ne viendra à l'idée d'aucun médecin, si une cliente vient le consulter pour une rétrodéviation mobile qui ne s'est manifestée par aucun symptôme grave, de proposer illico de lui faire une hystéropexie.

Ces rétrodéviations mobiles et récentes se réduisent très facilement et se maintiennent très bien après reposition par un pessaire de Hodge ou de Smith.

La réduction non sanglante des rétrodéviations utérines comprend donc deux temps : 1° la reposition utérine; 2° son maintien. La réduction est manuelle ou instrumentale.

1° *Manuelle.* — L'index et le médius sont introduits dans le vagin et repoussent en haut le corps utérin, puis en haut et en arrière le col, pendant que la main abdominale appuie sur le fond. Cette manœuvre est douloureuse ; elle doit être pratiquée

2

sans violence, car elle expose à la rupture du vagin et d'anses intestinales. La chloroformisation dans ce cas est recommandable à cause de la défense de la paroi abdominale.

2° *Instrumentale.* — Nous ne décrirons pas l'instrumentation. La technique est simple. Dans les rétroversions, un cathéter est introduit dans la cavité utérine, le col étant maintenu par un tireballe ; on redresse lentement. Dans la rétroflexion, le cathéter est coudé ; par un mouvement de rotation, tout en amenant le manche du cathéter en arrière, on ramène en avant le fond de l'utérus.

Il est de règle de faire suivre la reposition du traitement approprié de la métrite concomitante : curettage, écouvillonnage et cautérisation. Le bénéfice de cette pratique est double, car : 1° l'utérus se décongestionne, diminue de volume et devient moins lourd ; 2° son tissu se raffermit tant par action réflexe que par modification du processus inflammatoire (1). L'utérus est réduit, il s'agit de le maintenir : c'est l'affaire du pessaire.

Nous ne ferons pas la description des innombrables modèles qu'on a inventés : nous citerons simplement ceux de Dumontpallier, de Gaillard Thomas, de Smith, de Hodge. Ce dernier est le plus employé, et certainement un des meilleurs ; ceux en aluminium sont très légers, mais ils ont le désavantage de s'attaquer par les solutions salines ou bichlorurées. Nous préférons le modèle en fils métalliques recouvert de gutta-percha, qu'on

---

(1) Ce traitement paraîtrait avoir un excellent résultat au point de vue des grossesses ultérieures. Sur 24 cas ainsi traités par Doléris, 10 malades étaient stériles : 3 sont devenues enceintes, et parmi elles une eut trois grossesses consécutives.

Au point de vue gynécologique, sur 24 malades, 16 guérisons, 5 améliorations, 3 échecs.

peut ramollir dans l'eau chaude pour le mouler, et qui, une fois refroidi et mis en place, est suffisamment rigide.

Tombé en désuétude il y a quelques années, il tend à regagner la faveur des praticiens depuis certains accidents dus aux hystéropexies. C'est dans la période d'involution de la rétrodéviation *post partum* que le pessaire a donné ses plus beaux succès.

Dans certains cas où le symptôme prédominant est la douleur occasionnée par la pression de l'utérus sur les annexes, ou du col utérin sur le vagin (cette douleur peut aussi être causée par la compression du ganglion de Dembo, qui siège à l'union du corps et du col (Lamort); l'application d'un Hodge procure aux malades un soulagement immédiat.

Dans les salpingites catarrhales par rétention développées sous l'influence d'une déviation utérine, on peut observer, après le développement de l'organe, une évacuation et la disparition subite de la tumeur salpingée. L'écoulement du liquide tubaire est suivi d'un bien-être général (Labadie, Lagrave et Basset. *Sem. méd.*, 1893, p. 91).

L'observation publiée par Jacobs (*Arch. de Tocol.*, 1891) et que l'on trouvera résumée à la fin de cet ouvrage, est démonstrative : l'utérus remis en position, les douleurs et le kyste tubaire ont disparu, pour se reproduire quand, par l'ablation du pessaire, l'utérus n'était plus maintenu en bonne position.

Ces phénomènes de rétention salpingienne peuvent également s'observer chez certains sujets au moment des périodes menstruelles. Il se forme alors une poche à contenu hématique, un hémato-salpinx : le redressement utérin amène la cessation des phénomènes douloureux et l'évacuation de ladite poche.

Le pessaire constitue enfin la suprême ressource chez les malades qui refusent obstinément toute intervention sanglante.

Tous les reproches ont été adressés au pessaire : douloureux, et insuffisant, malpropre, etc.

Si le pessaire est de la dimension voulue, s'il est bien mis en place après réduction complète, il échappe au premier reproche. Quant au second, je crois plutôt qu'il incite la malade à prendre des injections quotidiennes.

La plupart des statistiques qui ont paru incriminent surtout les pessaires à tige et ceux de Zwanck, qui ne sont guère utilisés en France (V. la statistique de Neugebauer à la fin de la thèse).

En tous cas, le pessaire rend quotidiennement de très grands services. Chaput, dans un article paru en 1892 dans la *Semaine médicale*, dit que : « C'est un devoir formel d'essayer toujours ce moyen dans les cas simples, lorsque les annexes sont intactes, la déviation peu accentuée et l'utérus mobile et normal. »

Les indications du pessaire sont loin d'être aussi restreintes, et, même lorsque l'utérus est adhérent, la combinaison de son emploi avec d'autres moyens de petite chirurgie permet d'obtenir d'excellents résultats.

Colonisation et Massage

On se trouve très fréquemment en effet en présence d'un utérus qui se réduit incomplètement ou se rétroverse presque immédiatement malgré le port d'un pessaire, qui d'ailleurs est difficilement toléré.

L'utérus est adhérent : périmétrite, périsalpingite, ovarite ont produit une rétraction du tissu cellulaire péritonéal et du péritoine, surtout au niveau des ligaments utéro-sacrés qui sont presque constamment épaissis et indurés ; dans les vieilles rétrodéviations, quelquefois les brides sont formées par les trompes sclérosées qui en se rétractant attirent le fond de l'utérus en arrière.

L'utérus est noyé dans un empâtement occupant les culs-de-sac et à travers lesquels on ne perçoit rien de précis.

Tout diagnostic devient impossible ; le toucher du cul-de-sac postérieur est d'ailleurs très douloureux. Il y a donc avantage avant toute intervention, à essayer d'obtenir l'assouplissement de cet empâtement.

Or, il existe un moyen simple et rapide d'arriver au résultat désiré : la colomnisation du vagin combinée au massage de Thure-Brandt.

Très populaire en Amérique, où elle fut inventée par Bozeman, reprise et systématiquement employée par Taillaferro d'Atlanta, qui la décrivit en 1878, la colomnisation a été mise en France pour la première fois en pratique en 1893, à Lyon, dans le service du professeur Laroyenne.

Notre maître, M. le professeur Tédenat fit, en 1895, au Congrès de gynécologie tenu à Bordeaux, une communication sur la façon dont la combinaison colomnisation-massage est appliquée dans son service ; après antisepsie soignée du vagin, l'utérus et les tissus avoisinants sont décongestionnés par une mèche int.-utérine de gaze iodoformée glycérinée et le remplissage méthodique des culs-de-sac par des tampons ichthyolés, le tout soutenu par la colomnisation du vagin, par des tampons bien serrés. Lorsque le résultat désiré est obtenu, c'est-à-dire que les douleurs se sont amendées et que les culs-de-sac sont plus souples au toucher, on pratique le massage bimanuel suivant la méthode Thure-Brandt. Lorsque l'organe est redevenu mobile, il est mis en bonne antéflexion et maintenu par un pessaire de Hodge (1).

_____

(1) Dans certains cas de rétrodéviations compliquées de prolapsus, pour assurer le support pelvien, le professeur Tédenat fait une colpopérinéoraphie pour l'exécution de laquelle il se guide sur les indications propres au sujet.

(Voyez plus loin opérations plastiques).

Cette combinaison du massage et de la colomnisation donne des résultats merveilleux. La glycérine, l'ichthyol, l'iodoforme agissent comme décongestionnants, anesthésiques, antiseptiques. Le massage assouplit, distend les brides périmétritiques, les ligaments épaissis et sclérosés. La colomnisation faite aussitôt après le massage maintient le résultat obtenu jusqu'à la séance suivante et habitue les parois vaginales à la compression du pessaire.

Au bout de quelques séances, la réduction devient facile. L'application d'un Hodge maintient l'organe en bonne antéflexion.

Nous résumerons brèvement les avantages de cette méthode :

1° Elle dispense les malades du séjour au lit ;

2° Le support fourni par la colomnisation permet aux malades de marcher, de travailler, chose absolument impossible auparavant ;

3° Les douleurs lombaires, les troubles menstruels s'amendent avec une rapidité surprenante ;

4° En rendant tout coït impossible, elle préserve la malade de toute excitation génitale ;

5° Sa simplicité la met à la portée de la pratique quotidienne ;

6° Elle constitue une excellente préparation à une intervention chirurgicale ;

7° Elle diminue dans des proportions considérables les indications opératoires, particulièrement dans les cas de rétroversion peu adhérente, sans lésions graves des annexes.

Notons enfin que la colomnisation peut servir d'élément de diagnostic. Condamin a fait remarquer que si la colomnisation loin d'amener la sédation des phénomènes douloureux, semble au contraire les aggraver, c'est que l'on a affaire à une lésion aiguë et que l'on doit soupçonner, sinon affirmer l'existence d'une petite collection purulente : la contre-indication est alors formelle.

ELECTRICITÉ ET GYMNASTIQUE

Pour en finir avec le traitement médical, nous dirons deux mots de l'électricité et de la gymnastique génupectorale.

L'électricité a été appliquée sous forme de courants continus et faradiques. Elle contribue à rendre aux tissus leur tonicité et constitue un bon adjuvant.

Inventée par Courty et décrite par Solger (de Berlin), la gymnastique génupectorale déplace le centre de gravité de l'utérus, abaisse la pression intra-abdominale et produit la béance du vagin où l'air pénètre, toutes causes facilitant la reposition. Lavrinovitch (Th. de Saint-Pétersbourg, 1902) aurait eu 22 succès dus à l'application systématique de cette méthode.

TRAITEMENT CHIRURGICAL

TRAITEMENT CHIRURGICAL

Les rétrodéviations paraissant constituer une menace certaine pour l'avenir, vu la complication presque fatale de la métrite et de la salpingite qui provoque des adhérences, Trélat croit d'une bonne pratique d'intervenir préventivement. Tous les praticiens ne sont pas aussi interventionnistes, nous sommes d'avis que le traitement orthopédique doit toujours être essayé.

Mais quand, à la suite d'inflammations répétées, les adhérences ont enveloppé le ligament large, la trompe, l'ovaire et les ont fixés à la paroi latérale et postérieure du bassin, le tableau change. La trompe se coude, devient flexueuse, ses parois s'épaississent, sa lumière s'oblitère, des kystes salpingiens se forment.

Les crises douloureuses se succèdent plus rapprochées, plus intenses, obligeant parfois à recourir à la morphine.

Le repos, le massage, la colomnisation n'ont aucun résultat ; un pessaire mis à grand'peine n'a pu être toléré que quelques heures : la malade est une véritable infirme, incapable de satisfaire aux exigences de la vie. Parfois, au contraire, la déviation est très mobile, les annexes prolabées ; dans d'autres cas, sans prolapsus annexiel concomitant, l'utérus est mobile, mais le pessaire ne peut être utilisé parce que le support périnéal fait défaut ; dans ce cas, il ne faut rien attendre du traitement orthopédique ; le chirurgien doit intervenir.

Parmi les opérations proposées, les unes ont simplement pour but de refaire le support vagino-périnéal ce sont les opérations plastiques ; d'autres servent à dégager l'utérus de ses adhérences, ainsi que les annexes, et de vérifier ces dernières, pour les enlever si besoin est : ce sont la cœliotomie vaginale à laquelle nous joignons l'élytrotomie interligamentaire de Boileux ; les autres ont pour but de maintenir l'utérus réduit en agissant soit sur lui-même en le fixant au vagin (vagino-fixation), au péritoine vésical (vésico-fixation) ou à la paroi abdominale (ventrofixation) ; soit sur les ligaments en les raccourcissant : le raccourcissement portant sur les ligaments larges, les ligaments ronds ou les ligaments utéro-sacrés.

Après un exposé rapide de leur historique, nous résumerons brièvement la technique des diverses opérations proposées.

Nous tâcherons ensuite de déduire de leurs résultats examinés au double point de vue gynécologique et obstétrical, les indications propres à chacune de ces opérations, en faisant cet examen sans parti pris pour l'une ou l'autre de ces techniques, considérant que les rétrodéviations, affectant des modalités diverses chez des sujets différents, ne peuvent être justiciables d'une opération unique.

OPÉRATIONS PLASTIQUES

« La rétroversion représente, dit Doléris, une étape du prolapsus utérin ; cette phase qui n'est le plus souvent que transitoire, devient parfois définitive. L'utérus rétroversé ne descend plus : le prolapsus s'arrête. »

Nous avons vu quelle part prépondérante avait la parité parmi les causes de rétrodéviation.

C'est qu'en effet on se trouve souvent en présence d'un périnée déchiré, d'un releveur ayant perdu sa contractilité, d'un cul-de-sac postérieur effondré, de ligaments utéro-sacrés relâchés. L'infériorité fonctionnelle des tissus chargés de maintenir la statique pelvienne est à la fois quantitative et qualitative.

Il est donc indiqué, lorsque la rétrodéviation coexistera avec un défaut de résistance du plancher pelvien, de refaire le support, car on n'aurait à attendre aucun bon résultat des pexies.

La colporraphie, la colpopérinéorraphie seront donc fréquemment employées dans la cure des rétrodéviations, mais seulement à titre complémentaire.

Cependant, certains auteurs ont signalé des guérisons de rétrodéviations mobiles; on a en tous cas observé une diminution d'intensité des phénomènes douloureux.

Doléris, sur 14 opérées, a eu 6 échecs et 8 succès. Sur les échecs, 3 ont été réopérées et guéries par un Alexander, 1 améliorée. Sur les 8 succès, 3 grossesses.

MM. les professeurs Tédenat et Puech l'ont fréquemment employée comme opération complémentaire et en ont retiré de réels avantages. M. Puech nous a cité le cas d'une de ses clientes, jeune encore, qui avait parcouru tous les stades de la ptose génitale, malgré un Alquié-Alexander, malgré une hystéropexie abdominale, l'utérus, n'étant point retenu par la paroi abdominale, apparaissait à la vulve; cette malade avait des douleurs intolérables; tout rentra dans l'ordre et l'utérus revint en bonne position dès qu'on eût pratiqué la réfection du support.

CŒLIOTOMIE VAGINALE (1)

Mackenrodt, le premier, préconisa l'emploi d'une incision pratiquée dans le cul-de-sac postérieur du vagin, pour rompre les adhérences, dégager l'utérus et ses annexes et réduire la rétrodéviation.

Après lui, Gottschalk se servit de la voie vaginale postérieure pour intervenir contre les déviations utérines adhérentes et les tumeurs des annexes. En six ans, il a pratiqué 60 fois cette opération et n'a pas eu un seul décès.

Steffeck a également incisé le Douglas pour détacher l'utérus rétrofléchi et adhérent. Un tamponnement qui fut remplacé après cicatrisation par un pessaire maintenait la réduction.

Depuis, les interventions se sont multipliées suivant différents procédés dont les principaux ont été décrits par Gaillard-Thomas, Bouilly, Le Fort, Liwow, etc.

Nous décrirons sommairement le procédé employé par ce dernier chirurgien.

La malade étant préparée et endormie, l'utérus est abaissé à l'aide de pinces de Museux. Incision sagittale du cul-de-sac et agrandissement transversal (deux doigts de large).

Il faut tâcher d'ouvrir le péritoine du même coup, sinon décoller digitalement le tissu cellulaire jusqu'à la séreuse qu'on in-

---

(1) Nous avons eu recours dans la rédaction de cette partie de notre travail, à l'excellente thèse de notre ami le docteur Fuster, que nous sommes heureux de remercier ici de l'intérêt qu'il nous a toujours témoigné.

cise. Dilatation des deux incisions avec les ciseaux. S'il y a une hémorragie ou si l'on craint un pyosalpinx, suture à la soie des bords de l'incision périnéale à ceux de l'incision vaginale.

Décollement digital (1) des adhérences successivement de chaque côté. Examen des annexes. Ponction au thermo ou extirpation si besoin est. Réduction de la rétrodéviation. Drainage à la gaze iodoformée maintenant la reposition.

L'opération demande un quart d'heure. La gaze est enlevée le huitième jour. Injection vaginale au sublimé faible que nous recommandons de faire sans pression. Tamponnement. La malade se lève le quinzième jour et peut vaquer à ses affaires après qu'on lui a mis un pessaire.

Boileux pratique l'opération de la même façon ; il la nomme élytrotomie interligamentaire (Vanderhagen, Th. de Paris, 1894.

Trois cas de rétroversion adhérente furent traités par cette méthode par le professeur Tédenat et furent l'objet d'une communication au Congrès de gynécologie de bordeaux en 1895. Chez une malade, le résultat fut excellent. Chez la seconde, un pessaire de Hodge compléta le résultat opératoire; chez la troisième à laquelle on n'avait pas fait de drainage, la rétroversion se reproduisit.

Baudouin, dans sa thèse, relate trois observations appartenant à MM. Tuffier, Routier et Lucas Championnière, suivies de guérison.

Liwow, dont l'expérience et l'habileté sont indiscutables, dit : « Je fais la colpotomie lorsqu'il y a des adhérences et que les parties à enlever ne sont pas mobilisables, car ayant eu l'occa-

---

(1) Les adhérences devront être rompues avec les doigts. Si c'est impossible, après dégagement, on les sectionnera aux ciseaux après examen attentif, pour éviter l'accident arrivé à Hoffmeier, qui blessa une anse d'intestin grêle qui adhérait à la trompe et à la paroi postérieure de l'utérus.

sion d'observer, en faisant la laparotomie proprement dite, que les adhérences sont d'autant plus faibles qu'elles sont placées plus bas, je me suis décidé à pratiquer la colpotomie. La possibilité d'extraire les trompes et les ovaires tout en restant le plus loin possible de l'intestin, plaident également en faveur de cette opération.

Les deux seuls inconvénients sont le faible éclairage du champ opératoire et la présence dans la plaie d'anses intestinales. D.-V. Ott (*Centr. f. Gyn.*, août 1902) recommande à ce sujet : 1° l'emploi d'une lampe électrique à réflecteur fixée au front, ou à un manche coudé, ou à la valve supérieure ; 2° de tirer en haut la paroi abdominale au niveau de la région ombilicale avec une pince ; 3° après l'incision en position de la taille, de mettre la malade en Trendelenburg, en ayant soin de protéger l'incision contre les souillures de l'air qui pénètre à ce moment dans le vagin avec un tampon.

Les seules difficultés qu'on rencontre dans l'exécution proviennent soit du siège élevé des annexes, soit de l'étroitesse du vagin chez les nullipares. Quant au reproche d'être exécutée à l'aveugle, nous répondrons que dans les cas d'adhérences profondément situées en arrière et très bas, on ne voit pas mieux avec la laparotomie.

Comme complications, on a signalé des hématomes dus à un défaut d'hémostase facile à éviter, la hernie de l'intestin à travers l'incision, la production d'adhérences avec les anses intestinales ayant nécessité une seconde intervention.

Nous avons réuni à la fin de ce chapitre un certain nombre d'observations de cœliotomie vaginale recueillies dans la littérature médicale. Nous avons tâché d'en présenter un choix judicieux ayant trait aux diverses modalités cliniques, qu'on peut être appelé à rencontrer.

De l'étude des observations et des articles qui ont été publiés sur la question, nous pouvons tirer les conclusions suivantes :

1° Lorsque l'utérus est fixé en rétroversion adhérente et que les ovaires sont immobiles et douloureux, la cœliotomie vaginale permettra de les dégager, de débarrasser les ovaires de kystes folliculaires et de les conserver en partie ou en totalité. Quand les indications au choix de tel ou tel procédé sont difficiles à établir, la cœliotomie peut servir d'avant-garde suivant l'expression du professeur Fédomenov, car on a toujours en réserve la laparotomie. C'est une opération à la fois exploratrice et curatrice;

2° Dans les cas de kystes tubaires à contenu suspect, en suturant le péritoine au vagin, au niveau de l'incision, on est à l'abri de l'infection du péritoine du tissu cellulaire situé entre le rectum et le vagin;

3° L'opération se fait à peu près à blanc, car comme l'ont démontré les recherches de Poirier (1), la plupart des adhérences réunissant les organes génitaux aux viscères voisins et aux parois du bassin ne renferment pas de vaisseaux sanguins. Elles sont formées par un reticulum lymphatique émané de celui de la séreuse. Nous devons cependant reconnaître que les vieilles adhérences s'organisent et sont parfois très vascularisées. En tous cas, l'injection d'eau chaude ou froide sont des moyens d'hémostase très suffisants.

4° L'opération est généralement assez simple et très rapide; les difficultés ne peuvent provenir que du siège élevé de la tumeur, mais elles sont rarement insurmontables, en tous cas elles ne présentent aucun danger.

5° Le tamponnement soigneux du Douglas à la gaze aseptique sera suffisant pour empêcher la reproduction immédiate de nouvelles adhérences.

6° Comme résultat opératoire, les malades sont guéries en

---

(1) Poirier. — Lymphatiques des organes génitaux de la femme, 1890.

quinze ou vingt jours et peuvent reprendre leur vie habituelle. Le prompt rétablissement des opérées doit engager le chirurgien à préférer cette méthode de traitement, surtout quand il s'agit de femmes ayant besoin de travailler pour vivre. On devra insister sur le port d'un pessaire pendant cinq à six semaines.

7° Enfin, la cœliotomie ne peut avoir aucune action sur les grossesses à venir, car elle laisse l'utérus rétabli dans ses rapports normaux et complètement mobile. L'utérus fixé en rétroversion adhérente est de par sa position et son infection voué à ne pas garder le produit de la conception : la cœliotomie remettant l'utérus en position pourra permettre à la grossesse ultérieure d'évoluer normalement.

Et cependant, malgré ses avantages indéniables, la cœliotomie vaginale postérieure n'est point parfaite, parce qu'incomplète. Elle exige la continuation du port du pessaire ; elle ne peut rien contre la reproduction de la déviation. Aussi la verrons-nous fréquemment employée soit comme opération préparatoire à une pexie, soit associée, complétée par la colporraphie ou la colpopérinéorraphie.

Mais étant donné qu'elle ne préjuge en rien des autres opérations, elle nous paraît constituer un des procédés recommandables.

VAGINOFIXATION. — VÉSICOFIXATION

Skutsch, Amussat, Courty Richelot, Sænger conseillèrent la fixation du col à la paroi postérieure du vagin pour obtenir le redressement de l'utérus. Cette méthode n'a plus qu'une valeur historique, elle n'a eu aucun résultat.

Sænger, en 1888, dans un article très complet paru dans le *Centr. für Gynaek.*, disait qu'on pourrait avoir « une action

directe sur le corps de l'utérus préalablement antéverti par incision transversale du cul-de-sac antérieur, ouverture du repli
péritonéal et fixation du corps de l'utérus à la paroi vaginale à
l'aide de fils d'argent ; en réunissant la plaie longitudinalement,
le col reprendrait sa place normale. On pourrait aussi avec un
doigt introduit dans l'utérus dilaté placer un fil d'argent qui le
fixerait au vagin sans ouvrir le cul-de-sac antérieur. Je ne me
suis pas encore rattaché à l'exécution de ces idées. »

Schücking (1), en mars 1888, publiait son procédé de vagino
fixation au moyen d'une aiguille courbe spéciale, traversant
d'arrière en avant la paroi utérine antérieure, le repli vésico-
utérin et ressortant dans le cul-de-sac vaginal antérieur après
avoir cheminé à travers la cloison vésico-utérine : les deux
chefs du fil sont noués. Cette opération faite complètement
l'aveuglette, s'accompagna plusieurs fois de la blessure de la
vessie. Il eut de plus, au début, un certain nombre d'insuccès
qu'il attribua à l'ablation trop hâtive du fil. En laissant le fil
en place 8 à 10 semaines, et en maintenant le corps utérin avec
un pessaire approprié, il obtint 42 succès sur 42 opérations.

En 1890, Zweifel pratiqua une incision dans le cul-de-sac antérieur pour dégager la vessie et pratiquer avec sécurité la suture utérine. Après avoir passé le fil, il fixe le bout cervical avec
un grain de plomb écrasé sur une plaque également en plomb :
l'extrémité qui est dans le cul-de-sac est fixée de la même façon
et on ferme l'incision (2).

Sa méthode fut adoptée par Schücking (3) qui ainsi que ses
élèves l'ont pratiquée dans 217 cas, dont 88 seulement ont été

---

(1) Schücking, Centr. für Gynæk., 1888.
(2) Zweifel, Centr. für Gynæk., 27 septembre 1890.
(3) Schücking Deutsch Méd. Wochen, n° 15, 1891, Centr. für Gynæk,
n° 13, 1891.

suivis assez longtemps : il y a eu 84 succès durables et 4 insuccès.

Duhrrssen, en 1894 (Arch. für Gynaek.) réclame pour lui la
priorité de l'ouverture du cul-de-sac antérieur, qu'il avait pratiquée, le 23 octobre 1890, chez une femme de 37 ans pour rétroflexion mobile. Sa tentative fut d'ailleurs suivie d'insuccès car
un mois après, la rétroflexion s'était reproduite.

En 1892, il décrivit son procédé : Incision transversale du
cul-de-sac antérieur au niveau de son insertion cervicale. Il
abaisse l'utérus avec des fils transversaux échelonnés les uns
au-dessus des autres et placés au fur et à mesure de la libération de la face antérieure de l'utérus. Il libère le cul-de-sac vésico-utérin le plus haut possible, le défonçant au besoin pour
atteindre le fond utérin. Enfin il prétend fixer le fond utérin à
la face profonde du lambeau vaginal supérieur au moyen de
trois fils fixateurs. (Il est à remarquer que les figures qu'il a
publiées démontrent que c'est non au fond, mais sur la face
antérieure près du fond que sont placés ses fils : le procédé serait absolument à rejeter d'ailleurs comme très dangereux en
cas de grossesse si c'était le fond même qui était fixé). (Opinions
de Fritsch, Berruyer, etc.)

Dührssen dit avoir obtenu, par ce procédé, 102 succès sur 114
opérations. Dans une deuxième statistique, cet auteur sur un
total de 305 opérations, n'aurait eu que 12 récidives. A ce
sujet il faisait une communication en 1894.

La même année (1892) Mackenrodt décrit, en détail, sa méthode opératoire qui est une vagino-fixation d'après Dührssen
avec une incision en T personnelle donnant plus de jour, il rapporte 75 cas opérés par lui de 1892 à 1894 ayant donné 6 récidives.
Parmi les premiers résultats, publiés par Mackenrodt, sur 25
rétrodéviations mobiles, opérées par cette méthode, il y a eu
22 résultats parfaits et 3 insuccès. Il y a eu 6 grossesses chez
5 femmes, 3 accouchements normaux, un forceps, un accou-

couchement provoqué. La cinquième grossesse était en cours lors de la publication. Sur les quatre femmes qui ont accouché à terme, dans deux cas l'utérus est resté en antéversion ; dans deux autres cas les suites de couches non encore terminées ne permettaient pas de s'assurer si l'utérus avait gardé sa position.

Wendeler a exposé ainsi sa technique : faire l'incision vaginale aussi longue que possible et aussi près que possible de l'orifice uréthral. Placer le fil le plus élevé à deux centimètres environ au-dessous du fond et le fixer à l'angle supérieur de l'incision pour obtenir un très faible degré d'antéflexion. Suivant le conseil de Martin, employer le catgut.

Jacobs, au 7ᵉ Congrès français de chirurgie (1), préconise un procédé de vagino-fixation double. Il fixe le corps utérin à la paroi vaginale antérieure et le col à la paroi postérieure. Dans le cas d'adhérences rétro-utérines irréductibles il recommande, plutôt que de recourir à l'hystéropexie abdominale, de faire une cœliotomie postérieure pour rompre ces adhérences et dégager les annexes s'il y a lieu ; de suturer ensuite l'incision et de pratiquer enfin la vagino-fixation double. Nous n'avons aucun résultat de cette opération.

Tous ces procédés donnaient une fixité ou incomplète ou trop grande ; de plus l'antéversion exagérée obtenue n'était-elle pas aussi mauvaise que la rétroversion ?

Mackenrodt, en 1896 (2), publia sa nouvelle méthode dite vésico-fixation. Je la résume en quelques mots :

1° Ouverture du cul-de-sac vagi... antérieur ;

2° Dégagement et dépouillement ...ritonéal de la vessie :

3° Ouverture du cul-de-sac pritoné...

---

(1) 1893, séance du 8 avril.
(2) Berl. Klin. W., 1894.

4° Abaissement du corps utérin et du lambeau péritonéovésical ;

5° Suture du péritoine vésical réséqué aussi haut que possible avec le fond utérin d'une corne à l'autre ;

6° Refoulement de la vessie de manière à ce que la portion de vessie qui était au niveau du col vienne se placer sur la face antérieure du corps ;

7° Suture du vagin et tamponnement à la gaze.

Cette méthode prétend rétablir les parties dans leurs conditions anatomiques normales, tout en laissant à l'utérus le maximum de mobilité compatible avec le maintien de la réduction. 58 cas ont été opérés suivant cette méthode : plusieurs mois après il n'y avait aucune récidive ; une des opérées était grosse de 8 mois et ne présentait aucun trouble.

Pichevin se sert du procédé de Mackenrodt auquel il a apporté certaines modifications. Il défonce le cul-de-sac vésicoutérin de manière à se donner du jour. A l'aide d'une pince hystéromètre d'Orthman, dont une branche modifiée en forme d'érigne se fiche dans l'épaisseur du muscle utérin, à 4 centimètres environ de l'orifice interne, il fait basculer l'utérus en avant. Il place ses fils abaisseurs parallèlement à l'axe de l'organe, les passant successivement de bas en haut jusqu'au niveau où s'insérera la série des points fixateurs.

Suivant la recommandation de Winter, Pichevin a soin de fixer le fond utérin le plus près possible du tubercule antérieur du vagin.

Comme résultats, Le Dentu (1), dans son rapport, ne cite que deux cas trop récents pour avoir une valeur démonstrative.

A en croire les excellentes statistiques publiées par les divers inventeurs, les résultats gynécologiques de ces nombreux pro-

_____

(1) Le Dentu, rapport à l'Académie de médecine, 22 mai 1894.

cédés sont parfaits ; mais il s'en faut que tous les opérateurs aient été aussi heureux. Certes, nous devons reconnaître que la mortalité est nulle et qu'on n'a que rarement observé un léger mouvement fébrile comme dans toute opération conduite aseptiquement. Mais de nombreuses récidives se sont produites. Dans certains cas, les phénomènes douloureux et la métrite momentanément disparus, se sont reproduits. Des troubles vésicaux ont été fréquemment signalés (1).

Fritsch et Arizzabalaga ont démontré que l'utérus ainsi fixé se trouvait sous la vessie dont la réplétion exagérait l'antéflexion et l'abaissement utérin. De plus, comme toute rétrodéviation mobile s'accompagne toujours d'un relâchement des ligaments utéro sacrés, il coexiste un certain degré de prolapsus contre lequel la vagino-fixation n'a aucune action. Il serait nécessaire de compléter l'opération par une colporraphie, comme dans l'observation VI de Dührssen.

Enfin, certains auteurs, Pozzi, Trélat, Pestalozza ont prétendu que la vagino-fixation était une opération à rejeter absolument de la pratique gynécologique, soit parce qu'elle remplace la rétrodéviation par une antéversio-flexion exagérée aussi préjudiciable, soit parce que l'utérus est rattaché à la paroi va-

---

(1) Wendeler assistant de Martin répond à ces reproches par la remarque suivante dans un ensemble de 149 opérations :

57 opérées ne présentèrent aucun trouble ;

56 furent sondées 3 jours ; 6 pendant 6 jours ;

8 pendant 10 jours et 4 pendant 15 jours ;

1 eût de l'incontinence du troisième au cinquième jour ;

4 eurent du catarrhe vésical facilement guéri ;

1 présenta une hématurie persistante relevant probablement d'une tuberculose rénale ;

6 eurent des douleurs vésicales peu violentes ;

3 eurent une déchirure de la vessie suturée sans accidents consécutifs.

ginale dont la solidité est sujette à caution. « On ne plante pas un clou dans une tenture », a dit Trélat.

Comment se comporte la vagino-fixation vis-à-vis de la grossesse ?

Si les anciens procédés avaient donné lieu à de nombreux insuccès gynécologiques, du moins avaient-ils l'avantage indéniable de n'avoir point causé de dystocie.

Mais lorsque les méthodes de fixation se modifièrent, on signala de tous côtés des complications obstétricales.

Le procédé de Dührssen, surtout, donna lieu à de nombreux mécomptes. En effet, la surface antérieure du corps utérin est presque entièrement dépouillée de séreuse, d'où production d'adhérences fibreuses extrêmement tenaces qui s'opposent à l'ascension de l'utérus, et de douleurs d'autant plus précoces que les sutures auront été faites plus haut ; car dans les trois premiers mois, l'utérus s'accroît surtout aux dépens de la face antérieure. Les douleurs siégeront soit au point de fixation (Gottschalk, Olshausen, etc.), soit dans la région lombaire : elles sont parfois si intenses que Krim, dans un cas, dut recourir à la morphine.

Les troubles vésicaux sont fréquents : on a signalé de la douleur, du ténesme, de la cystite. Duhrssen les a notés 5 fois sur 29 grossesses (17 %).

L'insertion vicieuse du placenta est assez fréquente : l'anté version exagérée de l'utérus y contribue certainement, et ce placenta tiraillé par l'inégal développement des parois utérines, peut se déchirer et devenir une source d'hémorragies se terminant fréquemment par l'avortement ou l'accouchement prématuré (Saenger, Olshausen, Gottschalk).

Démelin a vu 95 grossesses se terminer 19 fois par l'avortement, et 19 fois prématurément, soit 21 pour cent dans chaque cas.

Une opérée de Gottschalk ayant eu plusieurs grossesses

brusquement arrêtées par des avortements, ce chirurgien pensa qu'il pouvait incriminer les adhérences qu'il rompit : son opérée accoucha à terme.

En admettant qu'une partie des adhérences ayant cédé ou s'étant ramollies et relâchées la grossesse ait pu continuer, la partie inférieure du corps utérin tire sur la paroi vaginale et le col se trouve reporté très en arrière, devenant ainsi d'abord inaccessible, ensuite faisant faire, à la filière pelvienne, un crochet embrassant le pubis par sa concavité, crochet extrêmement nuisible à l'engagement et à la descente de la tête fœtale.

Aussi a-t-on fréquemment rencontré le défaut d'accommodation résultat du peu de mobilité de l'utérus et de son antéversion : le ventre est en obusier ou en besace, la présentation reste mobile au-dessus du détroit supérieur, l'excavation est en général vide, même au début du travail. Les présentations de l'épaule sont fréquentes. Il est évident qu'un certain nombre d'opérées ont eu une grossesse normale : mais elles sont en somme la minorité.

Et l'accouchement ?

Chose curieuse, nombre de femmes accouchent à terme et spontanément. La statistique de Démelin donne une proportion de 72,6 pour cent (69 accouchées sur 95 grossesses). Mais ce n'est là qu'une moyenne : ces procédés ne donnent pas tous le même résultat. La vagino-fixation intrapéritonéale sur 22 accouchements, n'en a eu que 7 naturels (32 %). Le procédé extra-péritonéal a donné 62 accouchements spontanés sur 73 grossesses, soit 85 pour cent.

Mais il s'en faut qu'il en soit toujours ainsi. De nombreuses complications, parfois très graves, se sont produites. Elles proviennent soit de l'utérus, soit de l'œuf.

Du côté de l'utérus on a observé des tiraillements extrêmement douloureux au niveau de la cicatrice vaginale ou vésico-vaginale, l'irrégularité des contractions et la tétanisation, l'inertie utérine, la dilatation sacciforme du segment inférieur, le changement de l'axe utérin qui de longitudinal devient transversal, d'où des présentations vicieuses (épaule, tronc).

Un autre grave inconvénient réside dans ce fait qu'une portion du segment inférieur située au niveau de l'orifice interne est comprise dans la cicatrice. Le mouvement d'ascension du col et d'ampliation du segment inférieur, la dilatation, en un mot est impossible de ce côté : la tête rencontre sur son chemin un éperon rigide, d'où menace de rupture utérine qui se produit sur la face postérieure de l'utérus qui est extrêmement amincie, car c'est uniquement à ses dépens que s'est fait le développement de l'utérus (1).

Nous reproduisons une observation de Dührssen complétée par Strassman où la rupture eut lieu et qui se termina par l'embryotomie, la laparotomie et la mort de la mère.

Dans une deuxième observation l'accouchement se termina par une version qui fut très pénible.

Budin signalait dernièrement un cas analogue.

Dans trois cas Gessner pratiqua l'incision des tissus cicatriciels et put terminer l'accouchement (nous relatons deux de ses observations) mais Urban dut, devant la menace de rupture utérine, recourir à l'opération césarienne, qui lui permit d'obtenir un enfant vivant. Pape, Ruhl, Kallmorgen, Berndt, durent également recourir à la césarienne. Nous rapportons plus loin deux observations appartenant à ces derniers auteurs que nous avons empruntées au mémoire de Bué (2).

Dans la statistique de Démelin, sur 95 grossesses, il fallut

---

(1) La double fixation préconisée par Jacobs serait encore plus grave, car elle rendrait la constitution du segmemt inférieur à peu près impossible à cause de la fixation du col en arrière et de la portion basse du corps utérin en avant.

(2) Bué de Lille, *Hystérotomie et hystérectomie en obstétrique*, 1903.

recourir trois fois à l'opération césarienne, parce que l'accouchement était impossible par les voies naturelles.

La rupture prématurée des membranes, coïncidant avec les présentations vicieuses (8 % d'après Demelin) la procidence du cordon (5 fois sur 77 cas : Thieux) constituent les complications les plus fréquentes provenant de l'œuf.

La rétention placentaire a été signalée, relevant soit d'un enchatonnement dû à l'inégale rétraction du muscle utérin, soit à l'inertie.

L'hémorragie de la délivrance est relativement rare : Demelin lui assigne une fréquence de 1,3 pour cent.

Devant cette série de complications et leurs tristes résultats, nous pensons que le procès est entendu et nous conclurons en disant que l'hystéropexie vaginale constitue une telle menace pour l'avenir que cette opération doit être absolument proscrite de la pratique gynécologique s'il s'agit de femmes jeunes, en pleine période génitale.

OPÉRATION DE NICOLÉTIS

En 1887, Nicolétis à la suite d'expériences faites sur le cadavre, conçut et pratiqua l'opération qui porte son nom. Richelot l'exécuta, en 1889, et elle a fait l'objet de la thèse de Debayle (1).

Elle consiste dans une amputation sus-vaginale suivie d'une suture anaplastique. Nous résumerons brièvement le procédé tel qu'il est décrit dans la thèse de Debayle.

La vessie étant vide, après asepsie des voies génitales, injection intra-utérine et curettage :

_____

(1) Debayle, Thèse de Paris, 1890.

Premier temps: *Ligature des utérines.*

Abaissement du col. Incision au bistouri du cul-de-sac droit portant sur l'épaisseur de la paroi. Avec une aiguille de Reverdin à courbure suffisante on fait passer un catgut à travers le ligament large sur les côtés du col à deux centimètres au-dessus de l'incision. L'artère utérine est comprise dans l'anse qu'on noue. On procède d'une façon identique à gauche.

2ᵉ temps: *Amputation conoïde du col.*

Incision circulaire des culs-de-sac vaginaux, en reliant en avant et en arrière les incisions déjà faites. Décoller progressivement avec le doigt jusqu'au point de flexion du corps sur le col, ménager le cul-de-sac péritonéal et la vessie. Section du col au bistouri, couche par couche, en excavant vers le canal cervical.

3ᵉ temps: *Raccourcissement du cul-de-sac vaginal postérieur* en ramenant en avant les parois postérieures du vagin, de façon à couvrir par glissement le moignon utérin.

4ᵉ temps: *Suture.*

Première série. — 1ᵉʳ, 2ᵉ et 3ᵉ points unissant l'orifice utérin à la partie moyenne de la muqueuse vaginale ; 4ᵉ et 5ᵉ points (ou point double supérieur) unissant la partie médiane de la lèvre antérieure aux parties latérales de la muqueuse vaginale postérieure.

Ces cinq premiers points serrés, le moignon est recouvert presque entièrement.

2ᵉ série. — Pinces à traction enlevées, 5 points.

1ᵉʳ et 2ᵉ points, pour réunir aux bords antérieurs du moignon les parties latérales de la paroi postérieure.

3ᵉ et 4ᵉ séries. — Aux angles supérieurs de l'orifice.

5ᵉ série. — Au milieu de la lèvre antérieure du moignon, pour affronter les deux bords de la muqueuse vaginale postérieure, glissés à ce niveau.

6ᵉ série. — 4ᵉ point pour fermer la plaie en réunissant le bord antérieur du moignon à la paroi vaginale antérieure.

On termine par le lavage du vagin au sublimé. On met un crayon d'iodoforme dans la cavité. Tamponnement vaginal.

Les tampons sont enlevés au bout de huit jours. On visite les sutures qui sont généralement cicatrisées. La malade se lève le 15ᵉ jour.

Nicolétis conseille l'emploi d'un tamponnement à la glycérine iodoformée après l'opération.

Généralement les suites sont normales : ni fièvre, ni douleur, ni hémorragie. Cependant il faut savoir que l'on voit fréquemment apparaître le flux menstruel, accompagné d'une légère montée de température. Comme résultats immédiats, les troubles fonctionnels dus à la métrite et à la compression disparaissent avec une rapidité surprenante. L'état nerveux est très amélioré.

La guérison se maintient parfaitement sans récidives ; trois observations de la thèse de Debayle notent une durée de deux ou trois ans.

Il n'y a point d'atrésie du col si la réunion est faite par première intention. Mais, dit Debayle, « il est permis de faire des réserves lorsque pour une cause quelconque on réussit mal les sutures ou que l'on n'a qu'une réunion secondaire ».

La grossesse est possible, ajoute Debayle, il y a eu un accouchement normal chez une opérée : la période d'expulsion a paru même très rapide. Mais malgré cela l'auteur fait des réserves : « lorsqu'on est en face d'une primipare jeune, de troubles fonctionnels peu accusés, nous croyons devoir conseiller la temporisation malgré les excellents résultats de notre opération ».

L'amputation du col ouvrant largement l'orifice utérin par cela même favorise la conception. Ch. Lefèvre considère même cette opération comme le meilleur des traitements de la sté-

rilité : sur 29 opérées il a eu 20 grossesses, soit 66 pour cent.
Braun a opéré 66 femmes dont 23 devinrent enceintes (34 %).
E. Martin a eu 97 conceptions sur un total de 384 femmes
(25 %). Chobrak, enfin, sur un total de 483 opérations pour stérilité, trouve 148 grossesses, soit 30 pour cent environ. L'amputation du col n'a pas grande influence sur la marche de la
grossesse. Thieux sur 43 grossesses, chez 31 femmes, en a vu 14
s'arrêter, 6 par avortement et 8 prématurément, soit 24,6 pour
cent d'interruptions. Ces mêmes femmes avaient eu avant l'opération 73 grossesses, dont 55 arrivèrent à terme, soit 24,6 pour
cent d'interruption. Il y a eu donc la même proportion d'arrêts
de la gestation avant et après l'amputation. On a eu cependant assez souvent des douleurs et des hémorragies, Doléris
sur 78 cas n'a eu que trois avortements ; Pescher, sur 8 cas, a eu
4 accouchements prématurés.

Mais c'est surtout au moment du travail qu'on a eu des accidents. En effet, le tissu utérin souple de l'orifice est remplacé
par du tissu cicatriciel inextensible.

La rupture prématurée des membranes se voit fréquemment
(12 fois sur 31 accouchements soit 38 %). Elle devient souvent
le point de départ d'accidents infectieux.

Les présentations anormales ne sont pas rares : 10 pour cent
de sièges et 7 pour cent d'épaules. Quand il s'agit d'un sommet on remarque la hauteur de la présentation qui reste mobile au-dessus du droit supérieur.

La rigidité du col constitue le plus grave accident à cause de
ses conséquences : lenteur du travail, rupture utérine, hémorragie.

La délivrance artificielle a été pratiquée dans la proportion
de 11 pour cent.

Nous voyons par ces chiffres que les réserves de Debayle sont
justifiées et que le Nicolétis est un procédé à laisser de côté, si
l'on n'est pas bon chirurgien et sûr de son antisepsie.

HYSTOPEXIE ABDOMINALE

Schultze (1) préconisait, il y a vingt-cinq ans comme moyen héroïque contre les rétrodéviations, le redressement forcé sous anesthésie avec le cathéter, admettant cependant une catégorie de rétrodéviations adhérentes contre lesquelles il ne pouvait rien : « les obstacles au redressement qui n'ont pas leur siège dans la surface péritonéale, mais dans les tissus sous-jacents, les brides, les cicatrices paramétritiques ne permettent pas le redressement forcé ». Schultze cependant avait consacré un cha: pitre de son livre aux opérations proposées pour le traitement des rétrodéviations, mais il n'admettait pas la laparotomie de propos délibéré dans le but de les corriger. A l'époque où parut son livre (1881) il est vrai, il n'avait été exécuté que sept fixations de l'utérus à la paroi abdominale, mais seulement à titre d'opération complémentaire.

Imaginée par Gaillard-Thomas, l'hystéropexie abdominale fut pratiquée de propos délibéré par Kœberlé, en 1869, sur une femme chez laquelle une rétroversion produisait de l'obstruction intestinale.

Le chirurgien français eut peu d'imitateurs.

Sims, en 1875, Schröder, en 1876, Lawson Tait, en 1880,

---

(1) Schultze, *Traité des déviations utérines*, 1881. Trad. française de Hergott, 1834.

Henning, en 1881, pratiquèrent chacun une fois cette opération.

Il faut attendre jusqu'en 1886, à la publication du mémoire
d'Olshausen pour voir les gynécologistes traiter les rétrodéviations au moyen de l'hystéropexie abdominale antérieure.
Depuis, cette opération a été pratiquée un grand nombre de
fois : Baudouin, qui a fait dans sa thèse une étude très complète de la question, en 1890 réunissait 245 cas, dont 12 antérieurs à 1885.

Nombreux sont les procédés qui ont été décrits. Bouffan-
deau, dans sa thèse, en énumère 18 principaux et Baudouin en
a fait un exposé critique auquel il n'y a rien eu à redire depuis

Nous ne parlons point de l'hystéropexie extra-péritonéale :
c'est une opération antiscientifique, faite à l'aveuglette (1) et ne
donnant que la correction de la rétrodéviation (2), sans permettre de remédier aux lésions concomitantes : aussi est-elle
tombée complètement en discrédit, et certes nous ne ferons
rien pour l'en retirer.

Les procédés de fixation intra-péritonéale se divisent en trois
groupes, suivant le point de fixation choisi :

1° Procédé de fixation directe, ou de l'utérus lui-même à la

---

(1) Roux de Lausanne opérant une femme *maigre à parois abdominales flasques* et après s'être assuré par une palpation attentive qu'il n'y
avait pas d'intestin en avant de l'utérus, commença l'incision à la manière
de Caneva ; au dernier moment, craignant de léser quelque organe, il se
décida pour l'hystéropexie intrapéritonéale. Il ouvrit le ventre et trouva...
une anse intestinale adhérant à la face antérieure de l'utérus. « J'ai été
guéri une fois pour toutes, ajoute M. Roux, car si dans ce cas je me suis
trompé, *qu'aurait-ce été chez une femme grasse !* »

(2) Cette correction ne doit pas être commode à obtenir dans les cas
d'adhérences étendues ou résistantes, car on se sert pour l'obtenir de la
sonde pour refouler en avant et en haut *jusqu'au contact avec la paroi
abdominale* le fond de l'utérus.

paroi abdominale (Lawson-Tait, Léopold, Czerny-Terrier, La royenne, Pozzi, etc.) ou à la paroi vésicale (Wœrth).

2° Procédé de fixation semi-directe ou fixation par les annexes conservées (Olshausen, Saenger, Faure) ou indirecte, soit par le pédicule de l'ovaire enlevé, soit par les ligaments ronds (Kelly, première manière), soit par le ligament tubo-ovarien (Kelly, deuxième manière), soit par les ligaments larges (Von Winiwarter).

3° Procédés complexes (Hennig, Bazin, etc.).

Nous résumerons rapidement quelques-uns de ces procédés.

Première catégorie : fixation directe.

a) Procédés à sutures transversales :

Lawson-Tait fixait l'utérus à la paroi abdominale par deux points de suture situés près du fond et attachés en dehors de l'incision abdominale.

Czerny-Terrier.— On passe les fils fixateurs (catgut) à travers l'utérus au niveau des points qui s'accolent le plus facilement à la paroi abdominale. Au lieu de traverser l'épaisseur entière de la paroi abdominale, ils n'intéressent que la couche musculo-aponévrotique et sont noués dans la plaie (sutures perdues). La plaie abdominale est ensuite fermée par une suture à trois étages.

Laroyenne, à l'aide d'un gros hystéromètre spécial et après dilatation préalable aux Hégar de sa cavité, fait ramener l'utérus par un aide au niveau de la paroi abdominale antérieure qu'il soulève. L'abdomen est incisé directement sur la saillie. L'incision péritonéale aussitôt faite se trouve fermée par la paroi antérieure de l'utérus. Les trois aiguilles-broches traversent successivement l'aponévrose, le péritoine d'un côté, puis la paroi utérine pour ressortir de l'autre côté en traversant le péritoine et l'aponévrose. On peut aviver à ce moment suivant le procédé de Terrier, sans risquer d'avoir du sang dans la cavité péritonéale. De gros crins sont passés dans le chas des aiguilles broches, puis serrés fortement. Il ne reste plus qu'à faire la suture musculo-cutanée.

Pozzi (1), avec une aiguille de Hagedorn munie de soie fine mais résistante, fait, à la partie inférieure de la plaie, deux points de suture comprenant la totalité du plan séro-fibreux musculaire des parois abdominales de manière à y prendre un point d'appui. A partir de là, il fait rapidement un surjet ascendant dont la spirale traverse successivement toute la partie profonde de la plaie abdominale (peau et tissu cellulaire exceptés), la couche superficielle de l'utérus sur sa partie médiane, puis l'autre lèvre de l'incision abdominale ; trois à quatre points de suture suffisent. Dès que l'utérus est de la sorte fixé à la paroi antérieure, le surjet de soie est arrêté.

La fermeture de la paroi est obtenue au moyen d'un double surjet au catgut : le premier comprenant la couche musculo-aponévrotique, le second la peau et le tissu cellulaire sous-cutané. Elle est même consolidée par des sutures profondes de soutènement à la soie et des sutures intercalaires superficielles.

Le professeur Tédenat, reconnaissant le bien fondé des accusations portées contre les procédés directs, emploie un procédé qui lui a toujours donné d'excellents résultats. Il fixe la portion sus-isthmale du corps utérin presque au niveau de l'orifice interne à la paroi abdominale, au niveau du bord supérieur du pubis. Une de ses clientes, opérée par ce procédé il y cinq ans, n'a pas eu de récidive malgré une grossesse.

Nous comprendrons dans cette catégorie le procédé de Picqué (2), qui fait deux rangées de sutures sur les parties laté-

---

(1) Pozzi, *Traité de gynécologie.*
(2) *Revue générale de clinique et de thérapeutique,* 1889, n° 3.

rales de l'utérus, laissant libres entre elles la partie médiane de la face antérieure de l'organe (sutures symétriques bilatérales).

Nous mentionnerons enfin pour être complet un procédé d'hystéropexie vésicale imaginée et exécutée par Wœrth, de Kiel, en 1884, qui a été signalé et brièvement décrit par Kelly dans son mémoire : Laparotomie. Les adhérences étant rompues, et l'utérus porté en antéposition marquée, on le suture par deux points de soie au péritoine de la face postérieure de la vessie.

La seule observation que nous connaissions, qui est celle de Kelly, mentionne qu'il n'y eut aucun trouble vésical; il y eut seulement quelques douleurs au quinzième jour ; vingt jours après, l'utérus fut trouvé en antéversion, le fond contre la cicatrice abdominale, le col très en arrière. Un mois et demi après, la malade était en bonne santé.

La malade n'a pas été suivie; aussi ne connaissons-nous pas les résultats éloignés de l'opération. Mais il nous semble que les critiques de Pozzi à cet égard sont fort justes. En effet, 1° le point d'attache n'est pas fixe; 2° si l'on prend trop de péritoine, on risque de léser la vessie ou d'avoir des accidents douloureux dus aux tiraillements; 3° si l'anse de fil ne comprend qu'une petite quantité de péritoine, la fixation est illusoire. Nous attendrons cependant pour nous prononcer que d'autres tentatives aient été faites.

b) Procédés à sutures verticales.

Zinsmeister, de Vienne (1), passe deux fils (catgut) verticaux, l'un dans le bord gauche, l'autre dans le bord droit de l'utérus et les fixe à l'intérieur de l'abdomen chacun de son côté, à deux centimètres en dehors de l'incision.

Faucon, de Lille (2), passe trois crins de Florence sur la li-

---

(1) Wien Med. Blätter, 1889, n° 3.
(2) Bull. de l'Ac. royale de méd. de Belgique, 1899.

gne médiane, à un centimètre l'un de l'autre, et les relie à la paroi abdominale au-dessous de l'angle inférieur de la plaie, qui, elle-même commencée juste au-dessous de l'ombilic, se termine à trois travers de doigt au-dessus de la symphyse pubienne.

Deuxième catégorie : Fixation semi-directe ou indirecte.

Olshausen-Saenger. — Chaque corne utérine est fixée à la paroi par plusieurs points de suture en dedans de l'artère épigastrique, portant sur les ligaments larges. Les fils, après avoir traversé la paroi abdominale à quelques centimètres en dehors de l'incision, viennent sortir au dehors au niveau de la peau.

Faure, en janvier 1903, pratiqua, après une laparotomie pour rétro flexion utérine douloureuse avec adhérence annexielle, une opération qu'il appelle la salpingopexie, c'est-à-dire la suspension des trompes après libération des ligaments infundibulo-pelviens, au niveau de leur tiers externe. Dans son mémoire (*la Gynécologie,* 1903, p. 101), il ajoute que cette suspension des annexes contribue à maintenir le fond utérin dans sa situation normale. La guérison a eu lieu sans incidents.

Kelly, première manière. — On passe une suture interrompue ou deux sutures continues à travers chacune des cornes utérines : les fils sont fixés sur la séreuse péritonéale à deux centimètres des bords de la plaie et de deux à quatre centimètres au-dessus du pubis. Si l'on opère pour une rétroflexion avec conservation des annexes, on pourra comprendre dans la suture, soit les ligaments ronds seuls, soit (ce qui vaut mieux, d'après l'auteur) l'ensemble de l'origine des annexes.

Kelly, deuxième manière. — Les fils fixateurs sont passés par-dessus le bord supérieur des ligaments larges pour fixer la partie postérieure du fond de l'utérus à la paroi à l'aide des ligaments tubo-ovariens. On passe six fils, trois de chaque côté, à quelques centimètres des bords de l'incision, en prenant le péritoine et un peu de muscle. Ces fils sont enfoncés dans l'ordre de leur pénétration à travers l'aileron du ligament tubo-ovarien, à mi-chemin entre l'ovaire et l'utérus. La même opération étant faite de l'autre côté, on tire sur les six fils à la fois que l'on noue un par un et que l'on coupe ; on referme l'abdomen.

Von Winiwarter. — On passe l'anse du fil fixateur à travers le ligament large, au-dessous de l'ouverture de la trompe dans l'utérus et on le fixe aux bords de la plaie abdominale. Si ce n'est pas possible, il faut lui faire traverser le tissu utérin près des angles du fond de l'organe (Fraipont). On peut comprendre ou non le ligament rond dans cette ligature (Byford).

Troisième catégorie : Procédés complexes.

Ils ont été créés par Hennig, Prochownick, Hofmeier, Præger, Bazin. Ces procédés sont une combinaison de la fixation de l'utérus et de celle des annexes; nous les passerons sous silence. Inutilement compliqués quand il s'agit d'une simple rétrodéviation, ils sont absolument insuffisants quand il coexiste du prolapsus.

————————

Nous allons examiner la valeur de ces divers procédés; il en est un certain nombre qui ont été fort peu pratiqués; d'autres, au contraire, ont eu une grande vogue. De ce nombre est l'hystéropexie abdominale directe.

L'hystéropexie abdominale antérieure était une opération qui devait tôt ou tard se présenter à l'esprit du chirurgien : l'utérus manquant d'un point d'appui solide est retombé en arrière.

Des troubles multiples de gravité variable sont survenus ; d'où une double indication à remplir : corriger la déviation et faire disparaître les accidents qu'elle entraîne. C'est le mérite et la gloire de Kœberlé d'avoir compris qu'il fallait fixer l'utérus en haut et en avant et d'avoir exécuté délibérément son opération malgré les incertitudes que donnait la laparotomie à son époque. Mais si la légitimité de cette intervention a été largement démontrée par la réunion d'un stock de 235 cas, sur lesquels plus de 150 observations complètes que nous trouvons dans la thèse de Baudouin, il est bien difficile d'en préciser les indications. La plupart des hystéropexies ont été faites, en effet, dans des conditions entièrement subordonnées aux circonstances, d'où la multiplicité des procédés employés, dérivant de considérations propres aux divers auteurs. C'est pourquoi nous avons plusieurs statistiques portant sur des faits si dissemblables qu'il est bien difficile d'établir des indications formelles. Nous tâcherons cependant, d'après l'examen des résultats obtenus, de nous faire une idée de la valeur de l'hystéropexie.

Voyons d'abord les résultats obtenus au point de vue gynécologique.

Il est certain que l'hystéropexie a donné des résultats immédiats excellents dans presque tous les cas, et dans ceux où elle n'a pas réussi, il y a eu faute de l'opérateur, soit dans l'exécution, soit dans l'appréciation des indications à remplir.

Une autre cause d'insuccès peut provenir d'une complication septique ou traumatique, mais qui n'a rien à voir avec le procédé et ne diminue en rien sa valeur.

Mais tous ces cas mis à part, le premier résu'tat est la cessation complète des phénomènes douloureux dès les premiers jours qui suivent l'opération, aussi bien dans les cas où les annexes ont été conservées que dans ceux où on a fait la castration. Il y a eu cependant des échecs dus certainement à la multiplicité des lésions.

La constipation, le ténesme anal sont aussi très rapidement amendés; il va sans dire que l'occlusion intestinale avait disparu dans le cas de Kœberlé.

Les troubles vésicaux préexistant à l'opération ont disparu dans la plupart des cas, et après l'hystéropexie il n'a pas semblé qu'ils eussent été plus fréquents qu'après toute autre intervention sur la zone génitale de la femme. Dans deux cas de Saenger, il y a du ténesme; Werth a observé de la dysurie et de la rétention suivie d'incontinence pendant une dizaine de jours.

Les troubles dysménorrhéiques ont disparu ; la métrite a même cessé parfois spontanément, sans même être traitée spécialement.

Pour être juste, il faut reconnaître qu'il y a eu des insuccès au point de vue du redressement de l'utérus dévié.

Sur un total de 235 hystéropexies, ou plutôt 233, car il y a eu deux morts, Bardolin a eu :

24 insuccès immédiats tenant à une faute opératoire ;

11 insuccès complets (utérus retombé en rétrodéviation ; réapparition des douleurs) ;

13 insuccès partiels (utérus retombé, mais pas de douleurs);

95 succès, suivis moins de trois mois ;

92 succès, suivis de trois mois à cinq ans.

En éliminant les 24 insuccès immédiats, nous voyons que l'hystéropexie abdominale donne environ 10 pour 100 d'insuccès.

C'est donc au point de vue gynécologique une excellente opération.

Mais les résultats gynécologiques ne sont pas les seuls qui doivent nous préoccuper.

L'hystéropexie est-elle compatible avec la grossesse et l'accouchement ?

La chose est encore très discutée. C'est en 1889, à la suite d'un avortement observé par Saenger et d'un accouchement à terme relaté par Routier, cas qui firent l'objet de deux communications au Congrès des gynécologistes allemands à Fribourg. que l'attention fut attirée de ce côté.

Les observations se multiplièrent, ainsi que les travaux sur la question, mais sans mettre l'accord entre les praticiens; tous les auteurs sont du même avis sur ce point que la conception est possible dans l'utérus chirurgicalement fixé; le très grand nombre d'observations que nous possédons ne permettent certainement aucun doute à cet égard. Certains ont même prétendu que l'hystéropexie facilite la conception (Saenger, 23 pour 100).

Mais alors comment se comportera l'utérus?

Pour qu'il puisse se développer, l'utérus gravide exige que rien ne le gêne dans son expansion en tous sens. C'est la condition *sine quâ non* de la grossesse normale. Mais quand il est bridé par les adhérences artificiellement formées, nous voyons se reproduire les troubles multiples que nous avions déjà signalés à propos de la vaginofixation, et les grossesses évoluant normalement sont encore l'exception.

Les phénomènes douloureux font leur apparition dès le troisième mois, car à ce moment le maximum d'accroissement porte sur le fond utérin. Démelin les a rencontrés 27 fois sur 127 opérées, soit 21 pour 100.

Les vomissements incoercibles ont été observés par Loehlein (2 cas) et Fritsch.

Les troubles vésicaux sont rares. Démelin ne les a trouvés que deux fois (1,2 pour 100).

Les hémorragies sont assez fréquentes, dues surtout à l'insertion vicieuse du placenta, favorisée par l'antéversion exagérée, comme l'a démontré Villeneuve dans sa thèse; cet auteur en a observé 6 cas sur 134 grossesses. Pujol, de Marseille (1),

----

(1) *In* thèse de Thieux, Montpellier, 1900.

en a observé une qui dura dix-huit jours et se termina par l'expulsion du fœtus. L'avortement et l'accouchement prématuré
constituent en effet une terminaison fréquente. Küstner, Gottschalk, Gaulard (de Liège) sont devenus pour cette cause des
ennemis de l'hystéropexie. Sur 134 grossesses, Villeneuve a
relevé 19 avortements (13 pour 100) et 11 accouchements avant
terme (8,2 pour 100). Saenger, dans son mémoire publié en octobre 1891, sur 100 cas d'hystéropexie abdominale, a eu 13 accouchements à terme, 1 à huit mois avec enfant vivant, 1 à sept
mois par suite de traumatisme, 2 avortements de trois à cinq
mois, 4 grossesses dont il ignore le résultat.

Cependant, ces chiffres sont certainement inférieurs à ceux
relatifs à la vaginofixation. L'accouchement est également
moins difficile : sur 94 accouchements, Démelin en a 80 spontanés (85 pour 100).

M. Calmann rapportait dernièrement à la Société d'obstétrique de Hambourg (1) deux observations personnelles d'accidents causés par l'hystéropexie abdominale. Dans le premier
cas les règles qui étaient indolentes avant l'opération, devinrent extrêmement douloureuses, très abondantes pendant huit
jours ; deux grossesses consécutives se terminèrent par un avortement au troisième mois. Une troisième grossesse put être
menée à terme. Dans le deuxième cas, il se produisit après
l'opération des adhérences extrêmement tendues, qui détermi-
nèrent de violentes douleurs et des troubles vésicaux très mar-
qués. La malade subit plusieurs interventions successives et
l'on dut finalement pratiquer l'hystérectomie.

De nombreux accoucheurs se sont, à la suite de l'hystéropexie, trouvés en présence d'accidents parfois très graves, com-
promettant la vie de la mère et celle du fœtus.

-----

(1) Soc. d'obstét. de Hambourg, séance du 3 mars 1903, in *Annales
de gynécologie*, t. VIII, janv. 1904.

Les douleurs dues aux tiraillements de la cicatrice abdominale par chaque contraction utérine sont constantes. Le défaut d'ampliation de la paroi antérieure de l'utérus devient une cause d'irrégularité de la contraction qui ne s'exerce plus dans l'axe de la filière génitale et de déviation de l'axe utérin, qui aboutissent à une dilatation sacciforme du segment inférieur : le col est refoulé très haut et en arrière.

La rupture prématurée des membranes a été signalée par Duschelk, Norris, Pinard. L'hémorragie au cours du travail n'est pas rare : elle relève d'un décollement placentaire.

En effet, l'insertion vicieuse du placenta a été souvent notée. Elle serait due à ce que la cavité utérine est agrandie par l'hystéropexie au lieu d'être virtuelle comme dans l'état normal. Cet agrandissement de la cavité favoriserait, suivant Fochier, la mauvaise implantation de l'ovule fécondé et, par suite, l'insertion vicieuse du placenta.

Pendant la dilatation, on a été obligé d'intervenir soit par dilatation manuelle (Olshausen), avec le ballon de Champetier, par des incisions profondes du col (Lindfors).

Les présentations vicieuses sont fréquentes; la statistique de Villeneuve portant sur 104 grossesses donne trois présentations de l'oreille (Olshausen), 13 présentations du tronc (9,7 pour 100) et 3 sièges (2,17 pour 100), 3 procidences du cordon et 1 des mains. Thieux donne les chiffres suivants : 3 pour 100 de présentations de l'épaule; 1 pour 100 de procidences du cordon; 9,8 pour 100 d'applications de forceps; 4,3 pour 100 de versions; 3,2 pour 100 de césariennes.

Sur 134 grossesses, Villeneuve a signalé 12 fois l'hémorragie de la délivrance (9 pour 100).

Noble, sur un ensemble de 165 grossesses, eut 60 accouchements à terme, avec dystocie, et pratiqua 3 fois la césarien-

ne (1); il perdit une de ses opérées de septicémie au septième
jour.

Milaender y eut recours 2 fois sur 54 accouchements (2), et
Dorland 6 fois sur 179 accouchements (3).

Villeneuve, dans sa thèse, en relate 7 cas sur 134 grossesses;
Dickinson (4) rapporte que Cragin, Batchelor, Gubaroff, Pol-
towitz, Miller, Pinzani, Werder et lui-même ont fait la césarienne chacun une fois, et Bitone 3 fois, dont 2 sur la même
malade; pour le même motif, Noble a eu recours dans un cas à
l'opération de Porro; Charles (de Philadelphie), sur 10 césariennes, en a pratiqué 3 pour hystéropexie (5), cause de dystocie.

Chez une malade qui, en plus de l'hystéropexie, avait subi
une amputation du col, devant l'impossibilité de l'accouchement et craignant une rupture utérine, M. Rudaux pratiqua
l'opération de Porro qui sauva la mère et l'enfant (6). Abel,
après une césarienne qui ne lui donna qu'un enfant mort, fit
un Porro.

Les suites de couches sont normales, l'involution utérine se
fait généralement bien, quoique un peu lente.

Nous voici en présence de résultats bien différents. Tantôt
la grossesse est peu troublée et l'accouchement naturel; tantôt
on trouve des avortements ou des accidents dystociques. Il nous
semble que cela tient à des modifications ou à l'intégrité des
moyens de fixation; il sera donc intéressant de rechercher quel

---

(1) Noble, *Amer. journ. of. obst.*, août 1896.
(2) Milaender, *Zeit f. geb. und Gyn.*, t. XXXIII.
(3) Dorland, *Un Medical Magazine*, décembre 1896.
(4) Dickinson, *Amer. journ of. obst.*, juillet 1901.
(5) Charles, *Med. record*, 1901.
(6) Cité par Bué.

a été le sort des brides fixatrices pendant la grossesse et le travail.

Certains auteurs ont objecté qu'il faudrait pouvoir affirmer, pour que la discussion soit possible, que l'opération avait réussi et qu'au début de la grossesse l'utérus n'avait pas recouvré sa mobilité.

Or, indépendamment des adhérences constatées *de visu* pendant l'accouchement, la clinique prouve surabondamment que la fixation de l'utérus est solide. Sur les 257 observations rapportées par Baudoin dans sa thèse, 233 guérisons s'étaient maintenues au moins trois mois et les 24 insuccès étaient nettement imputables à l'opérateur.

Ces adhérences subsistent pendant la grossesse, c'est certain, car les nombreux cas d'avortement observés par les auteurs sont certainement pour la plupart imputables à la ventrofixation elle-même.

Frommel a récemment publié l'autopsie d'une femme hystéropexiée suivant le procédé de Léopold et morte dix jours après l'opération, dont l'utérus était déjà adhérent sur l'étendue d'une pièce de cinq francs, d'une façon tellement intime qu'il eût toutes les peines du monde à le libérer.

Il est à remarquer qu'en général la résistance de ces adhérences est en raison directe du nombre de points de suture et de l'insertion pariétale desdites sutures.

Il n'y a donc que trois suppositions à faire donnant l'explication de l'évolution normale de la grossesse :

1° Les brides s'étirent et finalement se rompent et disparaissent ; on est donc exposé à voir récidiver la rétrodéviation après la grossesse ;

2° Les adhérences subissent des modifications qui permettent le libre développement de l'organe gestateur ;

3° Les parois libres de l'utérus compensent la perte d'étoffe causée par la fixation.

Nous avons dit plus haut que les adhérences pouvaient céder en dehors de la gravidité, soit parce que la malade s'étant levée trop tôt, le poids de l'utérus avait tiré sur la cicatrice, soit parce que les anciennes adhérences, incomplètement détruites, avaient rompu les adhérences néoformées. Or, on comprendra facilement qu'un utérus gravide puisse avoir raison de la fixation, et cela d'autant plus facilement qu'elle est plus récente. C'est le cas de trois opérées de Winiwarter, qui devinrent grosses cinq ou six mois après l'opération. Le nombre de points de suture a également une influence ; Winiwarter n'avait mis que deux fils.

Mais si leur existence est indéniable, il n'en est pas moins vrai que les adhérences se transforment par un double processus de ramollissement et de relâchement.

Les dissections minutieuses faites sur des puerpérales par Démelin lui ont permis de s'assurer que, sous l'influence de la grossesse, le tissu conjonctif interposé entre l'utérus et la vessie était considérablement ramolli et relâché à un tel point que cette adhérence n'existe pour ainsi dire plus. Gouilloud a signalé une action semblable de la grossesse sur les brides cicatricielles para et périmétritiques.

Dans un cas rapporté par Olshausen, l'utérus à terme ne paraissait plus relié à la paroi abdominale. Comme c'était une opérée de Kaltenbach, c'est-à-dire d'hystéropexie extrapéritonéale par simple accolement des deux feuillets de la séreuse, il est vraisemblable de croire que celle-ci avait prêté pendant la grossesse, car, six mois après, l'utérus était en antéversion.

Une cliente de Saenger eut une première grossesse douloureuse qui s'arrêta au sixième mois, alors que la grossesse suivante fut normale et vint à terme.

Winiwarter rapporte un cas semblable où les vives douleurs éprouvées pendant la première grossesse au niveau des cicatrices ne furent plus senties à la grossesse suivante.

Jacobs a observé après la grossesse que l'utérus était rattaché à la paroi abdominale par un pédicule susceptible de s'allonger jusqu'à atteindre 5 à 6 centimètres.

Aussi voyons-nous que le souci des divers opérateurs a été de faire la fixation de l'utérus avec le plus grand soin pour éviter que les adhérences puissent se relâcher et arriver à la formation d'une sorte de ligament qui peut causer de très graves dangers du côté de l'intestin.

Admettons que les adhérences ne cèdent point, ne se modifient point : la paroi postérieure de l'organe sera donc seule à contribuer au développement; le fait a été constaté par Olshausen et Edebohls. Ce développement excessif ne se produit pas évidemment sans accidents ; indépendamment des avortements et des hémorragies, il en est résulté des menaces de rupture au moment du travail, qui ont nécessité une intervention rapide. On a noté, en effet, des forceps, des versions, des césariennes, dues uniquement à l'imminence d'accidents graves.

Tous les procédés n'ont point la même valeur au point de vue de la gravidité (1).

---

(1) Démelin a recherché quel est le procédé qui expose le plus aux accidents. Il a trouvé que 19 cas opérés par le procédé à sutures temporaires de la face et du fond ont donné 2 accouchements prématurés (10 o/o), 1 avortement (5 o/o), 2 fois des douleurs (10 o/o), en tout 26 o/o d'accidents.

40 cas opérés par le procédé à sutures perdues du fond et de la face antérieure ont donné 7 avortements (17 o/o), 3 menaces de fausse-couche (7 o/o), 1 accouchement prématuré (2 o/o), en tout 27 o/o d'accidents.

13 cas opérés par les procédés de fixation indirecte ont donné 2 accouchements prématurés (15 o/o), 3 avortements (23 o/o), 1 fois des douleurs, 7 o/o, en tout 46 o/o d'accidents.

Il a également recherché l'effet du nombre de points de suture :

Lorsque la fixation porte sur le fond de l'utérus, toute la face antérieure de l'organe, maintenue par la suture et le plancher pelvien, est perdue pour le développement utérin ; les inconvénients sont encore plus graves quand les sutures comprennent le fond et la paroi antérieure.

Les sutures bilatérales sont également nuisibles, car la face antérieure est encore bridée et ne peut se développer dans le sens latéral : la face postérieure sera encore seule à suffire. Les fixations ligamentaires sont évidemment meilleures, car elles n'entravent le développement que sur la fin de la grossesse, au moment heureusement où tous les tissus environnants sont ramollis.

Il n'y a donc, au point de vue de la gravidité, : deux procédés. Ce sont :

1° La fixation indirecte pratiquée après l'ablation d'une des annexes : la fixation unilatérale portant sur un ligament large permettra l'entier développement de l'utérus, car le pédicule s'allongera facilement ;

2° Le procédé direct sus-isthmo-pubien, tel que le pratique M. le professeur Tédenat, qui laisse à l'utérus toute sa mobilité.

En résumé, dit Lucien (Th. de Nancy, 1896), « si l'hystéropexie légitime parfois les inconvénients qu'elle entraîne et la laparotomie qu'elle exige, c'est pour permettre la rupture d'adhérences reconnues rebelles par l'échec des autres moyens thérapeutiques et pour l'avantage qu'elle offre de constater de visu l'état des annexes. »

Certes, une laparotomie n'est pas faite pour nous effrayer

Avec un point aucun accident ;
Avec 2 points les douleurs apparaissent ;
Avec 3 points il y a des accidents dans plus de la moitié des cas.

quand elle est nécessaire, car nous savons que cette opération, aseptiquement conduite, a une mortalité très faible.

Mais quel est le chirurgien qui pourra dire qu'il est sûr de son antisepsie? Malgré toutes les précautions, c'est une opération toujours grave.

Ne pourrait-on pas obtenir un aussi bon résultat avec un autre mode d'intervention : l'Alquié-Alexander précédé d'une cœliotomie vaginale postérieure (qui permet de rompre les adhérences, de se rendre compte de l'état des annexes et d'intervenir sur elles si besoin est), opération faite *en dehors du péritoine*, qui ne laisse pas, après elle, une cicatrice abdominale qui expose aux éventrations en cas de grossesse et qui n'est pas esthétique?

Certes, nous ne sommes point de ceux qui rejettent systématiquement l'hystéropexie abdominale : c'est pour nous une excellente opération, digne d'occuper une place très honorable parmi les interventions contre les rétrodéviations utérines. Mais nous croyons qu'on en a fait un abus parce qu'on n'a pas toujours exactement apprécié ses indications.

Ces considérations restrictives mises à part, nous reconnaissons que l'hystéropexie abdominale constitue *l'opération de choix* :

1° Quand, par suite d'une modification inflammatoire ou d'une malformation quelconque, l'Alquié-Alexander, préalablement essayé, n'aura pas empêché la récidive de la rétrodéviation : l'hystéropexie est alors *l'ultimum refugium* du chirurgien. Mais il est une règle qui s'impose au point de vue de la gravidité : respecter la face antérieure et le fond de l'utérus; nous donnerons donc la préférence au procédé direct sus-isthmal employé par le professeur Tédenat, qui laisse l'utérus mobile et ne compromet en rien l'ampliation utérine;

2° Quand les malades ont dépassé l'âge de la ménopause, ou que, par la constatation d'une vieille lésion annexielle, dont

l'étendue ne laisse plus d'espoir, la castration bilatérale est in-
diquée. C'en est fait de la vie génitale de la femme et l'on n'a
point à se préoccuper des dangers d'une grossesse. L'hystéropexie n'a plus alors que des avantages. Nous donnerons la préférence au procédé de Laroyenne, qui a toute la solidité dési-
rable et dont l'exécution est sûre et rapide.

HYSTÉROPEXIES LIGAMENTAIRES

Considérant que la pathogénie des rétrodéviations réside dans des lésions localisées soit dans l'appareil ligamentaire utérin, soit dans les divers éléments qui constituent le plancher pelvien ; que ces lésions sont multiples ; que l'utérus, sauf tumeur ou métrite, peut être indemne de ces lésions et qu'en tous cas il joue un rôle exclusivement passif dans le fait de la déviation, l'indication opératoire est également multiple et doit viser la restauration de chacun des éléments altérés (Doléris) (1).

« L'indication a remplir, dit Charles-A. Robertson (2) est de replacer l'utérus aussi bien que possible dans son état normal d'antéversion et de l'y fixer dans une position et par un procédé entraînant dans la suite le moins de troubles physiologiques possible. »

Or, nous venons de voir jusqu'ici que la vaginofixation et l'hystéropexie abdominale ont donné des résultats obstétricaux très défectueux, surtout la première. Cela provient de ce que ces modes de fixation créent une situation antiphysiologique ; la vaginofixation crée une antéversion exagérée et compro-

---

(1) Doléris, de l'hystéropexie physiologique ou ligamentaire. *La Gynécologie*, août 1904.

(2) *Robertson American medicine.* 30 mai 1903.

met la constitution du segment inférieur; l'hystéropexie im-
mobilise l'utérus et empêche l'ampliation gravidique de sa face
antérieure; de plus, le ligament artificiel produit par la suture
est susceptible (car il ne renferme pas de fibres musculaires)
de se relâcher sous l'influence de la gravidité.

Il a été logique de songer que, comme le dit Doléris, l'utérus est passif et que c'est sur ses moyens de contention que
doit porter la correction.

L'appareil suspenseur comprenant les ligaments larges, les
ligaments utérosacrés, les ligaments ronds, nous trouverons
trois groupes d'opérations correspondant aux trois espèces de
ligaments.

Deux voies d'accès ont été utilisées : la voie abdominale antérieure et la voie vaginale.

Nous décrirons les principaux procédés en insistant tout particulièrement sur l'Alquié-Alexander, qui est, nous ne l'ou-
blions pas, une opération d'origine montpelliéraine, et qui a eu
largement le temps de faire ses preuves. Nous lui avons
réservé un chapitre à part.

Premier Groupe

OPÉRATIONS PORTANT SUR LES LIGAMENTS LARGES

Raccourcissement par la voie abdominale

D'après Polk, ce seraient Tait et Imlack qui seraient les inventeurs de cette méthode. Terrier, sans connaître les essais de
ces chirurgiens, l'avait conçue sans la mettre à exécution.

Nous n'avons aucune observation d'opérations et ce que nous

en connaissons nous l'avons emprunté au mémoire de Polk (1) et d'Imlack (2) et aux thèses de Vallin (3) et de Baudouin (4).

Le procédé de Tait consiste dans le plissement de la partie *supéro-interne* du ligament large en prenant dans la suture l'extrémité du ligament rond.

Ce procédé aurait été très employé en Amérique.

Le procédé d'Imlack consiste dans le plissement du bord *externe* du ligament large. Polk précise et dit : « M. Imlack agit sur le ligament infundibulopelvien. » Il ajoute que cette méthode semble avoir été abandonnée à cause de la difficulté d'accéder à l'extrémité pelvienne du ligament large. La difficulté est en effet très réelle et c'est regrettable, car nous savons le rôle prépondérant qu'il faut attribuer au relâchement des ligaments infundibulopelviens dans la genèse des rétrodéviations et des prolapsus.

A. Alocum pratique soit un pli sur chaque ligament large, soit, si les trompes sont enlevées, une résection en forme de V, à laquelle il donne plus ou moins d'étendue, suivant le degré de relèvement à obtenir. L'opération se fait presque à blanc (*Amer. Gyn.*, juillet 1903).

Raccourcissement par la voie vaginale

S. Alexandrov, dans un mémoire paru en 1903 dans le *Rous. Wratch.* (5), a exposé un procédé qui permet par le rac-

---

(1) Polk, observations upon the surgical treatment of retroversions and retroflexions in *Transactions of the Amer. Gyn. Society*, 1889, t. XIV.

(2) Imlack, On the treatment of the prolapsed avaries by oophorography Brit. Gyn. Jour., 1886.

(3) Vallin, situation et prolapsus des ovaires, th. Paris, 1887.

(4) Baudouin, th. citée.

(5) *La Gynécologie*, août 1903.

courcissement de la base des ligaments larges de ramener l'utérus à sa hauteur normale, ce qui amène le redressement de l'organe et la diminution du prolapsus coexistant des parois vaginales.

Par une incision courbe comprenant le cul-de-sac antérieur et les deux tiers des culs-de-sac latéraux, on repousse en haut, aussi loin que possible, la vessie qu'on a décollée des ligaments larges.

On passe ensuite un fil solide sur chaque ligament large à deux centimètres et demi ou trois centimètres du col, en prenant un solide bourrelet d'au moins un centimètre d'épaisseur. On réduit l'utérus en bonne position, puis un aide saisit les fils, les croise et les tend fortement de manière à amener au contact la base de deux ligaments, sur laquelle on applique deux ou trois ligatures comprenant aussi le tissu utérin. La limite de fixation par les sutures de la base des ligaments larges ne doit pas dépasser le niveau de l'orifice interne. On termine par la suture des culs-de-sac.

L'auteur a appliqué quatre fois ce procédé et a obtenu d'excellents résultats. Il n'a jamais observé d'accidents du côté des uretères ou des vaisseaux. L'opération est d'une innocuité parfaite puisqu'elle se fait en dehors du péritoine, elle a l'avantage de replacer l'utérus dans sa position normale en lui laissant toute sa mobilité et de faire disparaître le prolapsus concomitant.

Deuxième Groupe

OPÉRATIONS PORTANT SUR LES LIGAMENTS UTÉRO-SACRÉS

Raccourcissement par la voie abdominale

Le raccourcissement intra-abdominal des ligaments utéro-sacrés aurait été proposé par Kelly (?). C'est Frommel d'Erlangen (1) qui la décrivit et l'exécuta. Byford (2) a exécuté une opération analogue à celle de Frommel. Voici rapidement exposée la technique de Frommel.

Laparotomie. Position de Trendelenbourg. L'utérus dégagé des adhérences est fortement attiré en avant. Les ligaments utéro-sacrés alors apparents sont traversés près de l'insertion utérine par un fil de soie qui est fixé de chaque côté au péritoine des parties latérales du petit bassin. La coudure des ligaments ainsi obtenue fait qu'ils attirent le col en arrière et reproduit l'antéversion physiologique.

Le point d'attache pelvien de la suture varie suivant le degré de laxité des ligaments.

Le premier essai de Frommel fut un succès : malgré la rupture d'une des sutures, l'utérus garda sa position qu'il avait encore un an après.

---

(1) Frommel, Ueber Operationbehandlung der retroflektirten Uterus, n *Centr. für Gyn.*, 1890.
(2) Byford, Diseases of Women.

Raccourcissement par la voie vaginale

Proposée par Schultze et Saënger, cette opération aurait été exécutée la première fois par Byford.

Wesley Bovée, Freund, Frommel, Hocheneg, Boisé, Gottschalk ont publié divers procédés.

La technique générale consiste à inciser largement le Douglas et à relier par suture la position sus-vaginale du col au ligament à une distance de trois à cinq centimètres de l'insertion utérine de celui-ci. On remonte ainsi l'utérus tout en le faisant basculer en avant.

Doléris pratique une opération qu'il a décrite sous le nom de colporraphie rétro-cervicale, qui n'est autre chose qu'une résection totale du cul-de-sac postérieur. On raccourcit ainsi les ligaments en raccourcissant le Douglas qui fait corps avec eux.

Troisième Groupe

OPÉRATIONS PORTANT SUR LES LIGAMENTS RONDS

Raccourcissement par la voie abdominale

a) *Raccourcissement intra-abdominal.* — Wylie, en Amérique, et Ruggi, en Italie, pratiquèrent chacun de leur côté le raccourcissement intra-abdominal des ligaments ronds (1886). Aussi comme, en somme, la paternité appartient aussi bien à l'un qu'à l'autre, il est d'usage de l'appeler l'opération de Wylie-Ruggi.

Nous décrirons cinq procédés :

1° Wylie-Ruggi (Wylie, Ruggi, Baer, Bode) par repliement des ligaments ronds ;

2° Polk, par coudure et soudure des ligaments ronds en avant de l'utérus ;

3° Dudley, par coudure de l'extrémité utérine des ligaments ronds et fixations sur la face antérieure de l'utérus ;

4° Doléris, 1901, par raccourcissement et transplantation ;

5° Fergusson, par transplantation et suture au péritoine pariétal.

1° Après laparotomie et dégagement des adhérences péri-utérines, Wylie attire à l'aide d'une pince le milieu d'un des ligaments en dehors de la plaie abdominale, puis avive par grattage la face interne du pli que fait le ligament. Il applique sur l'anse trois ligatures solides en faisant passer le fil à travers le ligament ; le raccourcissement est d'environ cinq centimètres de chaque côté. On procède de même du côté opposé. On referme la plaie abdominale et on met un pessaire

C'est en 1886 que Wylie pratiqua de parti pris cette opération pour corriger une rétroversion utérine : il s'en était surtout servi avant comme complément de la castration bilatérale. En 1889, il l'avait pratiquée 9 fois avec succès complet.

Ruggi fait une suture en surjet double. Commençant à la sortie du canal inguinal, il traverse avec le fil le ligament rond, puis retraverse le même ligament près de son insertion utérine. Il rapproche ainsi les deux extrémités du ligament.

Ruggi fit sa première tentative en octobre 1886 dans un cas de rétroflexion rebelle et le signala au Congrès de chirurgie de Gênes en avril 1887. En 1888, il publia un mémoire relatant sa communication et signalant les 13 opérations qu'il avait exécutées pour rétroversion utérine, qui lui ont donné 13 succès ; il y eut dans un cas un abcès de la paroi qui retarda la cicatrisation. Ses malades n'ont pas été suivies.

Bode, après avoir fait une anse sur l'extrémité utérine du ligament, consolide cette anse à l'aide d'un fil qu'il va fixer à l'angle de l'utérus.

Baër a également pratiqué le raccourcissement intra-abdominal des ligaments ronds, mais ni lui ni Bode n'ont publié d'observations détaillées.

2° Polk avive la face interne des deux ligaments à deux centimètres de leur insertion utérine, puis il les accole en X au-devant de l'utérus ;

3° Dudley avive une portion de la face antérieure de l'utérus, puis isolant les ligaments ronds de leur repli péritonéal, il applique cette extrémité sur la partie avivée de la face antérieure de l'utérus où il les maintient par des sutures au catgut distantes d'un demi-centimètre. Il abaisse ainsi le point d'insertion des ligaments à deux ou trois centimètres du cul-de-sac vésico-utérin.

Il n'a publié qu'une seule observation. Il y eut un abcès de la paroi qui causa de la fièvre pendant quelques jours. Il n'y a eu ni douleurs ni troubles vésicaux. Au bout d'un mois, l'utérus était en bonne antéposition. La malade de Dudley n'a pas été suivie.

4° En 1901, Hivet indique dans sa thèse un nouveau procédé de Doléris qui consiste à transplanter l'insertion des ligaments dans deux canaux inguinaux artificiels constitués par deux boutonnières pratiquées au bistouri de chaque côté de l'épine du pubis et intéressant toute l'épaisseur de la paroi. On fait une anse à l'extrémité inguinale de manière à obtenir le raccourcissement voulu ; on engage l'anse dans la boutonnière et on suture ;

Doléris, en février 1903, avait pratiqué 49 fois cette opération chez des malades dont la rétroversion se compliquait d'adhérences ou d'annexite. Il a eu deux légères éventrations qui ont été réopérées avec succès. Il n'a eu qu'une récidive due à des imprudences. Il a eu depuis 9 grossesses qui ont évolué et se sont terminées normalement.

5° Fergusson pour empêcher l'intestin de glisser autour de l'utérus au-dessous du ligament rond fait une suture continue le long du péritoine pariétal depuis le point incisé et le long du muscle droit jusque sur le côté de la vessie et en arrière du ligament rond près de l'utérus. Les ligaments ronds sont fixés au péritoine pariétal de chaque côté de l'anneau inguinal jusqu'à l'orifice artificiel dans l'abdomen, à travers lequel il les fixe. La laxité du péritoine pariétal permet de faire ce temps en Trendelenburg (*New-York Med. Journ.*, janvier 1903).

Raccourcissement par la voie vaginale

Bodex pratiqua le premier, en 1895, le raccourcissement des ligaments ronds par cette voie. Byford, Goffe, Wertheim, Vineberg pratiquèrent cette opération.

Ce dernier chirurgien, après avoir ouvert le cul-de-sac vaginal antérieur, incise le cul-de-sac péritonéal, passe les fils autour des ligaments ronds et par traction amène la paroi antérieure de l'utérus au contact de l'incision vaginale. Il suture le cul-de-sac péritonéal et fixe l'anse des ligaments ronds à la paroi vaginale. Sur 57 cas, opérés de cette manière, 3 seulement ont présenté des troubles. Il n'y a eu que 2 récidives dues à ce qu'un seul ligament était fixé. 6 femmes sont devenues enceintes et ont accouché à terme, normalement. Il y a eu deux avortements dus à une imprudence, ou à un reste de lésion métritique. (*Med. Rec.*, septembre 1902).

Quatrième Groupe

Procédés complexes

Nous avons réuni dans ce groupe :

a) La combinaison de l'hystéropexie avec le raccourcissement des ligaments ronds (procédés de Doléris, Hennig, Bazy, etc.).

b) Le raccourcissement de plusieurs ligaments combiné ou non avec des opérations plastiques.

a) *Hystéropexie directe et indirecte combinées*

Procédé de Doléris. — Ce procédé fut décrit par cet auteur en 1889. Il fait un Czerny-Terrier, et en plus insère, entre les lèvres de l'incision abdominale les ligaments ronds et les trompes attirées par un fil qui ressort à l'extérieur.

Toutes les sutures sont faites au crin de Florence et sont fixées extérieurement (sutures temporaires) et sont enlevées au bout de douze jours. Le mode de fixation est donc doublement assuré d'une part par l'adhérence de la paroi utérine antérieure et du fond, d'autre part par le pédicule tubo-ligamentaire.

Des procédés analogues ont été employés par Hennig, Prochownick, Hofmeier, Praeger, Bazy.

Outre l'inconvénient des sutures temporaires au point de vue de la solidité, le procédé de Doléris annihile les fonctions de la trompe, supprimant ainsi sans raison chez une femme jeune la possibilité d'une grossesse.

b) *Raccourcissement de plusieurs ligaments*

Procédé de Byford (de Chicago). — Cet auteur rétrécit tous les ligaments :

1° Raccourcissement intra-péritonéal des ligaments ronds ;

2° Suture de la base des ligaments ronds au péritoine sus-vésical ;

3° Suture de l'extrémité pariétale du ligament large au péritoine pariétal antérieur jusqu'à l'orifice interne du canal inguinal ;

4° Plissement des ligaments utéro-sacrés qu'on suture à la base des ligaments larges ;

5° Transplantation des vestiges de l'ouraque à trois centimètres au-dessus de l'ombilic, de manière à remonter la vessie.

Nous ignorons les résultats de ce procédé qui nous paraît... un peu trop compliqué.

Bisset (Ac. de méd. de New-York, 22 mai 1902) a proposé le raccourcissement simultané des ligaments ronds et des ligaments larges. Il ouvre l'abdomen, détruit les adhérences, passe une suture près du fond de l'utérus et une autre près du bord du bassin pour faire l'hémostase et prévenir la chute de l'utérus en arrière. On résèque le ligament rond en enlevant une pièce en forme de V. Les extrémités du ligament large sont réunies par une suture. Le résultat opératoire est excellent : sur 20 cas, succès complet ; dans un cas de rétrodéviation congénitale, le résultat a été incomplet.

Procédé de Jonnesco. — Proposé par cet auteur au Congrès de Moscou. Il rapportait quatre observations ; les résultats immédiats étaient excellents, mais les malades n'ont point été suivies.

Nous résumerons brièvement sa technique :

1° Laparotomie ;

2° Cunéo-hystérectomie antérieure de 1 centimètre et demi sur 5 centimètres de base pour redresser la flexion ;

3° Raccourcissement des ligaments ronds ;

4° Plissement en V des ligaments larges ;

5° Suture de la plaie abdominale.

Quelle est la valeur de ces différents procédés ? Il y en a un grand nombre pour lesquels les observations sont trop peu nombreuses pour être prises en sérieuse considération. Elles ont pour la plupart été exécutées à l'étranger, particulièrement en Amérique, et ce que nous en connaissons, c'est par de brefs comptes rendus, des descriptions écourtées et confuses. De plus, elles sont d'application récente et n'ont point encore la sanction du temps.

Nous essaierons cependant de comparer entre eux divers procédés.

Au point de vue clinique, nous l'avons déjà dit, la chose est difficile, car les faits manquent. Nous étudierons simplement ceux que nous connaissons. Les résultats gynécologiques paraissent excellents. La correction s'est bien maintenue et les troubles tenant à la lésion ont très rapidement disparu. On n'a pas eu de troubles viscéraux. Les résultats obstétricaux de Doléris et de Vineberg que nous avons cités en décrivant leurs procédés sont très bons : pas d'accidents pendant la grossesse, accouchement normal.

Au point de vue technique, nous avons à envisager la facilité et la rapidité d'exécution, la sécurité que le procédé paraît offrir et enfin les indications particulières.

Le Polk est rapide, mais difficile à bien exécuter ; il a l'inconvénient de changer le sens de la traction et d'exposer à l'étranglement interne par engagement d'anses intestinales dans l'espace soit antérieur, soit soit postérieur, compris entre les branches de l'X.

Le Dudley est d'une application délicate. Le Wylie-Ruggi est solide et assez facile ; mais il nous semble que les deux meilleurs procédés, au point de vue rapidité et sécurité, sont le Doléris 1901 et le Ferguson.

Nous allons passer à l'étude du procédé extra-abodminal de raccourcissement des ligaments ronds (Alquié-Alexander-Adams).

Raccourcissement intra-abdominal des ligaments ronds
ou opération d'Alquié-Alexander-Adams

Alquié présenta à l'Académie de médecine, le 17 novembre 1840, sa « nouvelle méthode pour traiter les divers déplacements de la matrice » en raccourcissant les ligaments ronds qui sont accessibles dans leur partie terminale à la découverte du chirurgien de Montpellier par Baudelocque, Bérard et Villeneuve (1) ; grâce aux conclusions de ce rapport, elle fut enterrée. Quelques tentatives isolées sur le vivant ou le cadavre restèrent sans résultats, et Aran déclarait que « ce sont là des choses sinon impraticables, du moins dangereuses. »

Alexander, en décembre 1881, et Adams, en janvier 1882, décrivirent le manuel opératoire et l'exécutèrent.

L'opération a été très mal accueillie en France ; Doléris et Ricard (2) sont même allés jusqu'à affirmer que les ligaments

---

(1) M. Puech a eu le mérite de fixer ce point d'histoire dans un travail paru en 1887.

(2) Ces auteurs sont revenus depuis sur leurs affirmations et Doléris est devenu un des plus ardents partisans de l'opération d'Alquié.

ronds n'existent que sous la forme de vestiges insignifiants à l'orifice inguinal interne et que, par conséquent, l'opération était impraticable.

Ce procédé s'est maintenant vulgarisé ; il s'exécute partout avec plus ou moins de succès, il est vrai ; cela dépend surtout, croyons-nous, de l'appréciation plus ou moins exacte de ses indications.

Le manuel opératoire comprend trois temps principaux :

1° *Recherche et mise à nu du ligament.* — Alquié faisait au niveau du ligament de Poupart une incision de 5 centimètres, un peu plus oblique que l'arcade fémorale. Alexander, ayant comme points de repère l'épine du pubis et l'arcade de Fallope, fait une incision de 2 à 5 centimètres parallèle à la direction du canal inguinal, l'épine du pubis occupant le milieu.

On incise la couche cellulo-graisseuse, où sont de nombreux vaisseaux qu'on pince ou ligature.

On reconnaît alors les piliers et l'orifice externe du canal inguinal. Alexander sectionne les fibres cunéiformes pour se donner du jour. On reconnaît le peloton adipeux et le rameau nerveux du génito-crural ; on arrive sur le ligament rond.

M. le professeur Puech a apporté une modification à ce temps de l'opération. Il incise d'emblée, dans tous les cas, la paroi antérieure du canal inguinal pour se donner du jour et pour pouvoir dégager facilement le ligament des brides celluleuses provenant du petit oblique et du transverse. Cette technique a été adoptée par la plupart des gynécologistes. On agit de même du côté opposé.

2° *Raccourcissement des ligaments.* — Un hystéromètre étant introduit dans l'utérus, un aide réduit l'utérus ; le chirurgien tire sur les ligaments qui en général viennent très facilement.

3° Dès que l'on éprouve de la résistance, on ne tire plus. On fixe les ligaments par des pinces. On fait alors la suture. Un fort catgut est placé de haut en bas à travers le pilier interne, le ligament rond et le pilier externe. Un autre fil suit le même trajet en sens inverse. On lie sans trop serrer . Si l'on a employé la méthode de M. Puech, on refait la reconstitution du canal inguinal.

L'incision du professeur Puech, qu'il a décrite dans un mémoire publié en 1887, a été adoptée par la plupart des gynécologistes français et étrangers. Elle facilite la mise à nu du ligament ; de plus, « de nombreuses brides émanées du bord inférieur des muscles transverse et petit oblique viennent s'attacher au ligament rond, comme au canon d'une plume viennent s'insérer les barbes, suivant la pittoresque comparaison de Manrique. La section de ces prolongements nécessaire pour la dénudation du ligament sera également simplifiée par l'ouverture du canal inguinal. » (Puech). De plus, elle permet d'atteindre le ligament à un niveau où son volume est suffisant pour ne pas risquer de le casser en tirant dessus.

Les résultats immédiats sont parfaits, les résultats éloignés ne leur cèdent en rien. Doléris a publié une statistique de 100 Alexander se décomposant ainsi :

9 cas Alexander.

10 cas Alexander et curettage.

11 cas Alexander, curettage et opérations sur le col.

4 cas Alexander et colporraphie antérieure.

4 cas Alexander, colporraphie antérieure et colpopérinéorraphie.

20 cas Alexander, colporraphie antérieure, colpopérinéorraphie et curettage.

Sur 83 malades revues plus tard, il n'a observé que 7 échecs partiels, et encore dans trois cas on n'avait raccourci qu'un seul ligament.

9 opérées, dont quatre nullipares, sont devenues enceintes. Il y a eu au total 12 grossesses. Depuis, Doléris a observé deux nouveaux cas de grossesse : l'un chez une femme qui avait eu trois avortements avant l'opération, l'autre chez une primipare. Ces deux grossesses ont évolué normalement.

Wood a réuni 67 cas des différents opérateurs dans lesquels la femme a accouché sans que la récidive se soit produite à la suite de l'accouchement.

Vladimiroff a relevé 467 observations se rapportant à l'opération d'Alquié-Alexander :

Sur ce nombre, 124 ont été relevés par Manrique ; il a noté :

1 cas de mort dû à la pyohémie.
7 cas où l'on n'a pu mobiliser les ligaments ronds.
6 cas où on n'a raccourci qu'un seul ligament.
7 cas où il y a eu récidive.

M. Puech a relevé 133 observations ; 25 fois l'opération fut faite pour le prolapsus utérin, 108 fois elle a été pratiquée pour une rétrodéviation.

Ces 108 derniers cas se décomposent ainsi :

81 guérisons.
5 améliorations.
22 insuccès ou récidives.

Simoes, dans sa thèse, reproduit 26 observations anciennes, comprenant :

21 guérisons.
5 améliorations.

Dans la thèse de Warde, nous trouvons 23 opérations suivies de guérison.

Dans celle de Targhetta, il y a 45 observations d'opérations, donnant :

35 guérisons complètes.

5 améliorations.

4 insuccès.

1 récidive.

Sur les 116 cas d'Edebohls, nous trouvons :

4 améliorations.

4 insuccès absolus.

Dans 106 cas, la guérison s'est parfaitement maintenue : l'une datait de 6 ans et demi.

Ce qui donne sur 467 opérations :

390 guérisons.

27 améliorations.

20 récidives.

29 insuccès.

1 mort.

Voici des chiffres : si nous les avons donnés aussi nombreux c'est parce que leur brutalité nous paraît devoir faire partager notre conviction que l'Alquié Alexander est la meilleure opération à employer contre les rétrodéviations.

Il est intéressant de voir comment s'est comporté l'utérus gravide chez ces opérées.

Sur 8 de ses opérées devenues enceintes, Alexander eut 7 accouchements spontanés et normaux. La huitième eut une hémorragie qu'il qualifie de « non alarmante ». Les huit accouchements se sont produits à terme.

Newmann, sur 3 grossesses survenues après raccourcissement des ligaments ronds, a noté un avortement et deux accouchements normaux.

Edebohls sur 12 grossesses a eu 12 avortements.

Vladimiroff a réuni 34 observations avec 3 avortements.

Targhetta a rassemblé 17 cas de grossesse ayant donné 2 avortements et 3 accouchements prématurés.

L'année dernière Doléris publiait dans la *Gynécologie* un
certain nombre de cas de grossesses survenues après opération :

Edehbols (Chicago).	12 cas
Stoecker (Lucerne).	13 —
Küstner (Breslau)	5 —
Buschbeck (Dresde)	3 —
Koetschau (Berlin)	3 —
Burrage (Boston)	12 —
Boncaglia (Milan)	14 —
Soldspohn (Chicago)	11 —
Rumpf (Berlin)	11 —
Gradenvitz et Asch (Breslau).	9 —
Schultz (Hambourg)	9 —
Braun (Cleveland)	1 —
Krœnig et Feuchtwanger.	9 —
M. Kellog (Battle Creek).	22 —
Kummer (Genève)	1 —
Schwartz (Paris).	4 —
Doléris (Paris)	14 —

En ajoutant 16 cas anciens du docteur Alexander, lui-même,
d'Imlach, Newman, Rivière et Chaleix, cela fait un total de
167 cas, sans autre dystocie que quelques cas d'avortement et
une seule application de forceps, plus une présentation transversale réduite.

Nous terminerons par quelques considérations sur l'exécution des opérations portant sur les ligaments ronds qui sont les plus fréquemment employées. Al'origine de toutes les rétrodéviations de l'utérus on trouve une altération pathologique des ligaments particulièrement des ligaments ronds. Il existe très souvent à la suite des inflammations paramétritiques, un certain degré d'atrophie tantôt uni, tantôt bilatéral pouvant aller jusqu'à la disparition presque complète d'un ligament qui noyé dans les exsudats finit par plus ou moins se résorber. Dans d'autres cas, c'est un processus de dégénérescence granulo-graisseuse (1) : Imlack en a publié deux observations. Mais alors, le chirurgien est-il en droit de compter sur des organes ainsi modifiés ? Fort heureusement le cas est rare : en tous cas, le chirurgien, quand le ventre est ouvert, aurait toujours la ressource de l'hystéro-pexie abdominale. Le reproche est plus grave vis-à-vis de l'Alexander, car il n'y a aucun moyen de contrôle ; mais étant donné la bénignité de cette opération, on devra passer outre à cette objection.

D'autres arguments ont été invoqués contre les opérations portant sur les ligaments ronds. Quelques observations ont montré que lors des rétroflexions surtout, l'insertion utérine de ces ligaments se trouve beaucoup plus bas que normalement et que, par conséquent, les ligaments n'agissant plus sur le fond, mais sur la partie moyenne du corps utérin, le raccourcissement loin de produire le redressement exagérait la flexion. L'observation de Gérard Marchand rapportée dans la thèse de Raco-viceanu et celle de Baudouin, et que nous reproduisons est dé-monstrative. Heureusement le fait est extrêmement rare, car les

---

(1) Ce processus se produit généralement après 40 ans : il porte sur l'élément musculaire de l'organe et lui fait perdre toute tonicité et toute résistance. C'est la principale cause des insuccès par allongement post-opératoire ou rupture.

nombreuses recherches cadavériques de Marchand et Jonnesco faites aussi bien sur le nouveau-né que sur l'adulte ne leur ont *jamais* permis de retrouver cette insertion vicieuse.

Il faut cependant compter avec la possibilité de cette malformation.

Mais si Gérard Marchand avait pratiqué la cœliotomie postérieure que nous préconisons, il ne lui serait point arrivé de ne s'apercevoir de l'accident qu'il a signalé qu'à l'autopsie, car le doigt introduit après le raccourcissement dans l'incision vaginale, avant de couper et suturer le bout externe des ligaments ronds, lui aurait montré l'exagération de la flexion.

Baudouin, dans sa thèse, signale un cas observé par Routier où l'utérus étant très rétrofléchi et adhérent, l'insertion étant normale au niveau des cornes utérines, les tractions opérées sur les ligaments ronds exagéraient la rétroflexion « par un mécanisme analogue à celui qu'emploie l'écuyer, tirant sur les rênes de sa monture pour le forcer à courber la tête sur le poitrail. »

« Il n'est pas douteux, ajoute Baudoin, que lors du raccourcissement intra-abdominal des ligaments ronds, comme l'on voit ce que l'on fait, un tel état de choses aurait une importance moindre que pour un Alquié-Alexander qu'il rendrait d'ailleurs inefficace. En effet, l'abdomen étant ouvert, on pourrait défléchir à la main et de force l'utérus en détruisant les adhérences, sans se préoccuper de savoir ce que deviendront les ligaments ronds. Mais en opérant ainsi, on aurait bien des chances de détruire, de rompre complètement ou encore d'altérer davantage ces ligaments déjà malades. Placé dans de telles conditions, faciles d'ailleurs à apprécier grâce à la laparotomie préalable, les ligaments normaux ne pouvant plus servir, on serait très heureux d'avoir encore à son arc la fixation de l'utérus par un procédé détourné, et partant l'on se trouverait très bien de pouvoir recourir à l'hystéropexie. »

C'est entendu ! mais nous en sommes persuadé que l'*Alquié-*

Alexander ne peut rien contre les rétroversions très adhérentes si on ne détruit pas les adhérences !

M. Routier n'a eu qu'un tort à notre avis : c'est d'oublier que dans son cas l'Alquié-Alexander pratiqué seul, sans dégagement préalable de l'utérus adhérent était contre-indiqué. S'il avait opéré suivant notre technique, il eût eu un succès complet. Il nous reste à formuler deux autres arguments invoqués contre les raccourcissements ligamentaires : 1° l'opération d'Alquié Alexander est nuisible dans le cas de transformation fibreuse; 2° il y a possibilité d'une nouvelle élongation. « Il n'y a pas de raison, en effet, de supposer que ces ligaments, qui se sont une première fois allongés, pendant ou après la production de la rétrodéviation, qui sont altérés secondairement et non primitivement, ne pourront pas, après leur raccourcissement artificiel, à nouveau s'allonger, s'étirer sous l'influence de la même cause, c'est-à-dire la tendance d'un utérus malade à retomber en arrière ou à se fléchir sous l'influence de son poids et de la pression abdominale. Qu'on n'oublie pas, en effet, que ces ligaments ronds peuvent, d'autre part, être atrophiés lors de l'opération. » (1)

Cela mérite discussion. Il y a deux hypothèses :

1° Les ligaments altérés sont devenus fibreux : le rés opératoire est excellent ; mais la modification ne pourr faire pendant la grossesse : il y aura donc une gêne plu moins grande du développement de l'utérus qui bascule. avant, produisant un ventre en obusier et de vives dou! au niveau des cicatrices. Mais pour que les ligaments t arriver à cet état fibreux, il faut que la d. e et qu'elle survienne chez des femmes âgées.

Car une grossesse survenant avant la disparition complète des

_____

(1) Baudouin, thèse citée.

fibres musculaires, en multipliant celles-ci, régénèrera le ligament, ce qui permettra à la fois le développement de l'utérus et le maintien de la bonne antéposition *post partum*.

2° Les ligaments altérés s'étirent sous l'influence de l'utérus malade à retomber en arrière. Il est à remarquer que les soins donnés à la métrite, qui en général disparaît ou tout au moins s'amende facilement après le redressement utérin, diminuent le poids de cet organe et raffermissent son tissu propre. Si l'on trouve un léger degré de prolapsus vaginal, il est indiqué de refaire ce support par une opération plastique. D'ailleurs, même en admettant que les ligaments se soient atrophiés d'une manière considérable, il nous semble qu'ils peuvent encore *maintenir l'utérus en antéversion*, car c'est là leur rôle. Or, les recherches de Beurnier, portant sur 90 cas, leur assignent une résistance de 400 à 900 grammes. Pour Delbet, elle est encore plus grande : les ligaments ronds pourraient porter un poids de 2 kilos.

Il nous semble donc que ce n'est pas le poids de l'utérus, mais celui des anses intestinales qui produit le relâchement des ligaments.

Enfin, l'on a prétendu que les ligaments ronds pouvaient manquer. Or, le docteur Rau, de Heidelberg, a démontré, en 1850, que dans *tous les cas, sauf un* (1) *d'anomalie* du ligament rond observées jusqu'alors, il y avait en même temps une malformation de l'utérus ou des annexes. Ces faits, pas plus que les rares observations de varicocèle du ligament rond ne sauraient constituer une critique de l'opération d'Alexander.

Il faut cependant reconnaître qu'on a eu des récidives qui se sont produites plus ou moins longtemps après l'intervention.

---

(1) Ce cas est celui de Schenk von Grafenberg. Tous les ligaments existaient sauf les ligaments ronds dont il ne put trouver trace.

Cela est dû soit à ce que les ligaments, trop altérés pour résister longtemps à la traction continue exercée sur eux par l'utérus qui tend à se rétrodévier de nouveau, se sont allongés progressivement, soit à la rupture de ces ligaments. Il ne faudrait pas, au cas où l'on pourrait prévoir cet accident, le considérer toujours comme un contre-indication formelle de l'intervention, car s'il y a possibilité d'une grossesse avant que l'utérus soit de nouveau retombé complètement en arrière, on peut espérer que cette grossesse guérira la rétrodéviation, ainsi que de nombreux exemples l'ont déjà prouvé. La récidive après le raccourcissement des ligaments ronds peut être longue à se produire, et il est de beaucoup préférable pour la malade qu'elle subisse cette intervention, en somme peu grave, que d'avoir à souffrir pendant des mois et même des années les inconvénients nombreux occasionnés par les pessaires (Lamort) (1).

Donc, lorsqu'une intervention radicale s'impose et que la femme est en pleine période d'activité sexuelle, l'Alquié-Alexander, qui laisse à l'utérus son libre développement, qui est une opération bénigne, facile, esthétique, nous paraît devoir être pratiquée. Dans les cas d'adhérences irréductibles ou de lésions annexielles, la cœliotomie vaginale postérieure la précèdera. Quand il est indiqué de refaire le support pelvien, une opération plastique complètera le résultat. Le tout peut être fait dans une même séance.

« Dans les cas complexes, a dit Doléris (2), il faut faire le râclage de l'endométrite, la colporraphie antérieure, la colpopérinéorraphie postérieure, la restauration du col et le raccourcissement des ligaments ronds. »

---

(1) Lamort, thèse de Bordeaux, 1894.
(2) Congrès de chirurgie, 1888.

CONCLUSION

Quelle sera la conclusion de ce travail? C'est qu'en toute chose il faut considérer la fin, et la fin ici, c'est de restituer à l'utérus sa statique normale sans compromettre sa fonction et en causant le moins de troubles possible. C'est pourquoi, malgré leurs beaux succès indéniables, nous condamnerons en masse toutes les fixations directes de l'utérus; nous considérons que les gynécologistes n'ont pas le droit d'oublier qu'ils ont derrière eux les accoucheurs qui recueillent le fruit de leurs opérations.

Les pexies directes sont des opérations dangereuses et antiphysiologiques, parce que :

1° Elles créent des situations pathologiques (adhérences, torsions, flexions forcées, etc.);

2° Elles procèdent d'un principe faux (immobilisation de l'utérus);

3° Elles sont extrêmement dangereuses en cas de grossesse et doivent être absolument proscrites pendant toute la vie génitale de la femme.

Les pexies indirectes ou ligamentaires sont :

1° Les opérations conformes aux exigences physiologiques;

2° Elles suffisent à toutes les modalités cliniques ;

3° Elles ne présentent aucun danger, ni dans la grossesse, ni dans l'accouchement.

Peut-être ferions-nous grâce à l'hystéropexie abdominale sus-isthmale ; mais comme les procédés ligamentaires donnent d'aussi bons résultats, c'est à eux que nous nous adresserons de préférence.

Enfin, l'intervention opératoire devant être aussi complète que possible, il faudra nécessairement combiner avec la reposition normale de l'utérus et son maintien par l'opération ligamentaire la restauration du support périnéo-vaginal.

Voici donc le traitement que nous recommandons pour la majorité des cas :

1° Colomnisation et massage. Reposition utérine. Pessaire. Traitement de la métrite.

2° Si le traitement médico-orthopédique échoue :

Cœliotomie vaginale : a) exploratrice : examen des annexes, traitement conservateur, castration unilatérale ; b) curatrice : rupture des adhérences ; possibilité de se rendre compte des anomalies ligamentaires.

3° Opération d'Alquié-Alexander.

Si la castration est démontrée nécessaire, ou si la femme a passé l'âge de la ménopause, laparotomie et hystéropexie abdominale suivant le procédé de Laroyenne.

Dans l'un et l'autre cas, s'il coexiste du prolapsus, colporraphie ou colpopérinéorraphie.

OBSERVATIONS

I

Traitement médical et orthopédique

Ordre des o˙servations

1° Rétroversion adhérente. — Colomnisation et massage. Guérison. (Obs. I, II.)
2° Rétroflexion mobile; ovarosalpinx. — Pessaire. Guérison (Obs. III.)

OBSERVATION PREMIÈRE

(Ismaël Derwicb, Th. de Lyon 1891)

Rétroversion — Adhérences postérieures — Massage — Colomnisation — Guérison.

D..., 26 ans, femme de ménage, réglée à 12 ans toujours régulièrement. Pas de maladies antérieures.

Mariée à 21 ans. Deux accouchements sans accidents, dont le dernier remonte à un an et demi.

Début de son affection à ce dernier accouchement. Elle a commencé depuis ce temps à souffrir de douleurs sourdes dans le bas-ventre et dans les reins, qui l'empêchent de faire une course quelconque et l'obligent à garder le repos pendant deux ou trois jours.

21 novembre 1893. — A la consultation, elle se plaint de douleurs dans le bas-ventre et dans les reins qui parfois sont très fortes surtout pendant la marche.

Pertes blanches. — A l'examen nous constatons l'utérus en rétroversion : il est maintenu dans cette position par des adhérences. Les deux ligaments utéro-sacrés sont rétractés et

douloureux. Le moindre mouvement qu'on veut imprimer à l'utérus est excessivement douloureux.

Les annexes ne présentent rien de particulier.

Après un lavage soigné au vagin, on fait de la colomnisation.

18 novembre 1893. — Le jour même la malade se sentait déjà mieux. Elle marchait plus facilement, quoiqu'en souffrant toujours un peu. Dans la soirée et le lendemain apparurent des pertes aqueuses très abondantes qui ont effrayé la malade qui n'était pas prévenue.

Depuis ce jour le mieux s'accentue de jour en jour ; les douleurs sont moins fortes. A l'examen, on constate que l'utérus est toujours en rétroversion adhérente, mais tous les tissus commencent déjà à se ramollir. Le toucher, tout en étant toujours douloureux, ne l'est cependant pas au même degré qu'il y a huit jours. La malade supporte bien une séance de massage de dix minutes sans trop souffrir. Colomnisation.

5 décembre. — La malade va tout à fait bien : elle n'a plus souffert, dit-elle, depuis quatre jours ; elle marche très bien sans plus de douleurs.

A l'examen on constate ce qui suit :

L'utérus est devenu mobilisable ; il ne se réduit pas cependant complètement.

Quelques adhérences très légères occupant le cul-de-sac de Douglas, l'empêchent de prendre la position normale. On ne sent plus les ligaments utéro-sacrés rétractés. Massage et colomnisation.

12 décembre. — La malade va tout à fait bien : aucune douleur pendant la marche. A l'examen on constate que tout va bien, l'utérus est parfaitement mobilisable. Après une séance de massage on le réduit très facilement à l'aide de l'hystéro-mètre. On applique un pessaire que la malade supporte bien ; elle est très contente d'être si rapidement guérie.

9 janvier 1894. — La malade a plus ou moins bien supporté

son pessaire jusqu'à ces jours-ci ; aujourd'hui elle vient à la consultation parce qu'il est tombé ; on le change, on en met un plus grand.

18 janvier. — Le second pessaire faisant trop souffrir la malade, elle l'a enlevé au bout de cinq jours. Depuis ce temps elle a commencé de nouveau à souffrir ; elle vient à la consultation, se plaignant des mêmes symptomes qu'il y a deux mois et demi. Au toucher nous constatons : des deux côtés les ligaments utéro-sacrés extrêmement rétractés et douloureux. Le cul-de-sac de Douglas est occupé par des brides douloureuses.

On lui fait un peu de massage qu'elle supporte bien ; après massage, une colomnisation très serrée.

15 février. — La malade va très bien, les douleurs ont tout de suite cédé à la colomnisation ; elle peut marcher.

Au toucher le cul-de-sac postérieur est déjà plus souple quoique douloureux à la pression. Massage, colomnisation.

22 février. — Rien de particulier à signaler : massage. Pas de colomnisation, la malade devant avoir ses règles ces jours-ci.

1er mars. — La malade va mieux. Les brides latérales ont disparu ; celles du cul-de-sac postérieur persistent encore mais moins douloureuses. Massage et colomnisation.

8 mars. — Un peu d'amélioration : massage et colomnisation.

15 mars. — Dans le cul-de-sac de Douglas, on ne sent qu'une seule bride très peu sensible ; l'utérus est complètement mobilisable sans douleur. Massage et colomnisation.

22 mars. — La malade est complètement guérie : au toucher tout est normal ; après une séance de massage on place un pessaire rond.

26 mai. — Il y a plus de deux mois que la malade a son pessaire : elle ne souffre plus du tout. Elle travaille et marche

bien : pas de douleurs, pas de pertes blanches, les règles se passent normalement, elle est très contente de son état.

23 octobre. — La malade vient pour faire enlever son pessaire qu'elle porte depuis sept mois. Elle se porte très bien et n'a eu depuis aucune douleur. L'utérus est en bonne position. Pas de brides, pas de rétractions ligamenteuses.

OBSERVATION II

(Ismaël Derwich. Th. de Lyon, 1894)

Rétroversion adhérente. — Douglassite. — Annexite double

A..., 38 ans, couturière.

Réglée à 15 ans régulièrement. Mariée à 21 ans. Cinq accouchements dont le dernier remontant à dix ans s'est terminé par un forceps.

Depuis, douleurs vagues et continues dans le bas-ventre et dans la région lombaire qui l'empêchaient de se livrer à son travail. A essayé une ceinture et un pessaire sans résultat.

La marche devenait de plus en plus pénible et il arrivait souvent que la malade se mettait au lit quand elle avait trop travaillé le matin.

Pendant ce temps-là l'état général n'est pas resté intact : la malade devient neurasthénique, très irritable. Anorexie, amaigrissement considérable.

Vient à la consultation le 2 janvier 1894.

Examen : Utérus en rétroversion complète maintenu par de fortes adhérences. Ligaments utéro-sacrés fortement rétractés, excessivement douloureux au toucher. Le cul-de-sac de Douglas a presque disparu. On y remarque des brides rétractiles également très douloureuses. Ovaires enflammés et douloureux ; toucher et palper bimanuel presque impossibles à cause des vives douleurs qu'ils provoquent. Colomnisation.

9 janvier. - La malade, quoique en étant un peu soulagée, souffre toujours beaucoup. A l'examen on constate que les tissus sont plus souples. Le toucher est toujours très douloureux ; on essaye un peu de massage, mais la malade s'y refuse en disant que cela la fait beaucoup souffrir. Colomnisation.

16 janvier. — La malade commence à marcher facilement et à moins souffrir. Pas de modification notable du côté des organes malades. Le massage a été relativement bien supporté. Colomnisation.

23 janvier. — Soulagement très notable ; le toucher est moins douloureux. Plus de souplesse. Les ligaments utéro-sacrés sont moins rétractés, surtout celui de gauche qui n'est presque plus perceptible. Le massage est très bien supporté. Au bout de dix minutes, nous pouvons déjà imprimer quelques petits mouvements à l'utérus. Colomnisation.

30. - La malade n'a presque pas souffert cette semaine. Elle vaque à ses occupations. L'utérus commence à devenir mobilisable. Les ovaires ne sont plus douloureux. On ne sent plus les ligaments utéro-sacrés. Les brides de la cavité de Douglas sont toujours douloureuses. Massage. Pas de colomnisation à cause des règles.

6 février. — La malade a eu ses règles comme d'habitude ; n'ayant pas de tampon, elle se trouvait un peu gênée. Le massage est très facile, la malade s'y laisse bien aller. Colomnisation.

13. — La malade a fait une promenade de deux heures sans éprouver de douleurs. Le cul-de-sac de Douglas devient libre. L'utérus se déplace dans une étendue relativement considérable. Massage et colomnisation.

20. — Amélioration notable. Utérus mobile, mais pas tout à fait réductible.

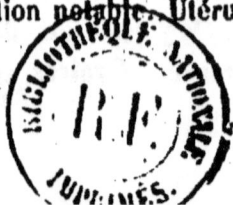

BIBLIOTHÈQUE NATIONALE

7

27. — L'utérus est complètement dégagé de ses adhérences. On ne sent plus que quelques rares brides dans la
cavité de Douglas. Rien du côté des ovaires. Massage et
colomnisation.

6 mars. — La malade est presque complètement guérie.
Il y a encore une bride à gauche qui est très peu résistante.
L'utérus est réductible.

La malade marche bien et ne sent plus du tout ses douleurs.
Massage et colomnisation.

13. — Tout est rentré à l'état normal; plus de brides, plus
d'adhérences. Les tissus sont demeurés très souples. On réduit
l'utérus à l'aide de l'hystéromètre. On met un pessaire de
Smith.

25 juillet. — Depuis quatre mois et demi que la malade a
son pessaire, elle va très bien et n'a jamais souffert. État
général bon.

OBSERVATION III

Jacobs, *Arch. de Tocologie*, 1891 (Résumée)

P... C..., 24 ans, primipare. Accouchement normal il y a
trois ans et demi. Avortement de deux mois et demi il y a
deux ans. Endométrite blennorrhagique ancienne. Utéru, assez
volumineux en rétroflexion mobile. Ovaro-salpinx droit. Ovarite gauche.

12 octobre 1891. — Reposition utérine. Antisepsie vaginale. Repos.

14. — Le kyste salpingien a presque complètement disparu;
l'utérus est moins gros; les douleurs sont diminuées. La déviation s'étant reproduite, réduction et pessaire de Hodge.
Disparition complète de la douleur.

24. — On enlève le pessaire.

30. — Douleurs très vives dans le bas-ventre et la région lombaire. Utérus en rétroflexion. Trompe droite grosse, flexueuse, très douloureuse. Périmétrite généralisée. Fièvre intense. Repos absolu. Injections vaginales très chaudes.

2 novembre. — Les symptômes aigus étant diminués, réduction et pessaire. Les douleurs diminuent ; le kyste salpingien disparaît.

La malade a été revue à plusieurs reprises ; on ne constate plus que l'inflammation de l'utérus et de la trompe droite, mais sans rétention.

STATISTIQUES SUR L'EMPLOI DU PESSAIRE

Statistique de Sanger (*Centr. für Gyn.*, 1885), sur 57 cas il y a eu :

7 guérisons, soit 112 pour 100.
27 améliorations, soit 70 pour 100.
15 cas aucun résultat, mais diminution de la douleur 24,7.

Statistique de Doléris (1903), sur 47 malades, on compte :
18 guérisons de la déviation (39 °/.).
15 améliorations   (30 °/.).
8 insuccès ou intolérances.
7 malades sont devenues enceintes dont 4, deux fois.

Statistique de Neugebauer sur les méfaits du pessaire (1894), 242 cas pris dans la littérature parmi lesquels :
23 perforations du rectum.
23 perforations de la vessie.
10 cas de lésions simultanées du rectum et de la vessie.
2 fistules utéro et vésico-vaginales.

1 déchirure de l'urèthre.

2 perforations du Douglas.

3 cas de pénétration du pessaire dans le tissu cellulaire du bassin.

6 cas de pénétration dans l'utérus.

De nombreux cas de péritonite, phlegmon, septicémie, etc..

8 cas de mort.

II

Cœliotomie vaginale

Ordre des observations.

Rétroversion adhérente. Guérison. (Obs. I).
Rétroversion adhérente. Annexes adhérentes. Guérison. (Obs. II, III).
Rétroversioflexion adhérente. (Obs. IV, V).

OBSERVATION PREMIÈRE

Pelvi-péritonite chronique. — Utérus en rétroversion et adhérent
Hystérolysis. (Obs. du docteur Steffeck, de Berlin). — Résumée.

Mme A. S..., trois accouchements, souffre depuis un avortement survenu il y a deux ans. Douleurs lombaires. Coït douloureux.

Utérus rétroversé, fortement adhérent en arrière, peu mobilisable même sous anesthésie.

Le 8 septembre 1891. — Opération. Hystérolysis.

Après incision du Douglas abaissement de l'utérus et dégagement des adhérences soit avec les ciseaux, soit avec le doigt. L'utérus est antéfléchi ; tamponnement à la gaze iodoformée qui est enlevée le cinquième jour.

Utérus mobile, maintenu par des pessaires. La malade ne souffre plus.

Observation II

Utérus rétrofléchi et adhérent. — Ovaires adhérents. — Hystérolysis et oophorolysis (Obs. du docteur Steffeck de Berlin.) — Résumée.

Mme K.., 27 ans, stérile, souffre depuis deux ans de dou-leurs à l'hypogastre et dans la région lombaire, surtout pendant la marche.

Utérus rétroversé, non mobilisable et adhérent par sa face postérieure.

Ovaires, situés profondément, très adhérents.

Le 25 mars 1895. — Opération — Hystérolysis et oopho-rolysis. Ouverture du Douglas.

Section des adhérences inférieures.

Dégagement mousse des adhérences supérieures, l'utérus est alors libre. Dégagement mousse des ovaires qui sont abais-sés reconnus sains, sont remis en place.

Tamponnement du Douglas à la base, qui est enlevé huit jours après.

Guérison sans réaction.

Cinq mois après l'opération : État général excellent. Utérus libre. Ovaires immobiles.

Observation III

Utérus rétrofléchi et adhérent. — Ovaire droit adhérent. — Hystérolysis et oophorectomie. (Obs. du docteur Steffeck, Berlin). — Résumée.

Mme de S..., 23 ans, souffre depuis un an de douleurs dans la région de l'ovaire droit.

Traitée sans résultat par des moyens multiples.

Utérus rétroversé fixé en bas. Ovaire droit gros comme une noisette, très douloureux, adhérent à la paroi du bassin.

Le 26 novembre 1895. — Opération. — Après ouverture du Douglas, dégagement des adhérences, soit avec le doigt, soit avec les ciseaux (Difficile par la solidité des adhérences.)

Le dégagement de l'ovaire nécessite une demi-heure de travail et on ne réussit que grâce à une contre-pression du dehors. Arrachements multiples de la pince, mais pas d'hémorragie.

Tamponnement du Douglas.

Pas de réaction fébrile. On enlève la gaze quatre jours après.

La malade sort le quatorzième jour, complètement rétablie et sans douleurs du côté droit.

Deux mois après, douleurs à gauche et rétroversion utérine. On applique un pessaire pendant huit semaines. Tout rentre dans l'ordre.

OBSERVATIONS IV et V

Deux cas de rétroversion utérine adhérente avec rétroflexion. — Cœliotomie vaginale. — Guérison, Dumon et Savelli (*Marseille-Médical*, 15 novembre 1902, *in la Gynécologie* 1905, p. 219)

Chez la première malade, les troubles consistaient surtout en dysménorrhée et en méthorragies. A l'examen, le corps occupait en partie le cul-de-sac de Douglas : les ovaires étaient gros, douloureux, et prolabés dans le cul-de-sac. L'opération a consisté à libérer l'utérus de ses adhérences, après quoi l'utérus a repris spontanément sa place normale. Les ovaires volumineux et scléreux ont été enlevés. La malade est sortie guérie quinze jours après l'opération. La deuxième malade éprouvait des douleurs très vives pendant les règles, des ménorrhagies et de la leucorrhée abondante. A l'examen, rétroversion utérine adhérente. Opération : abaissement de l'organe rétrofléchi, destruction des adhérences, ablation d'un pyosalpinx, ablation d'un ovaire kystique, fixation de l'utérus à la paroi.

Les auteurs conseillent d'intervenir le plus tôt possible dans la rétroversion d'origine puerpérale.

III

Vaginofixation et Vésicofixation

Ordre des observations :

Opération de Nicolétis

OBSERVATION PREMIÈRE

(Dr Steffeck, de Berlin.)

Rétroflexion utérine. Ovaire gauche adhérent. Colpotomie antérieure et vagino-fixation.

Mme H..., 23 ans. Célibataire. Souffre depuis un an de douleurs dans la fosse iliaque gauche et dans la région lombaire. Elle a été opérée pour des adhérences, d'après la méthode de Schultze.

Les douleurs persistent. Travail impossible. État actuel : utérus complètement rétrofléchi, tiré fortement à gauche par l'ovaire adhérent à la paroi gauche du bassin.

Pendant 3 mois, massage et pessaire sans succès.

26 novembre 1894. — Colpotomie antérieure ; dégagement

de la vessie, ouverture du Douglas antérieur, dégagement digital de l'ovaire. Vaginofixation. Suture vaginale.

Réaction nulle. Fils enlevés six semaines après. Utérus en bonne position ; pas de douleurs.

Juillet 1895. — État toujours excellent.

OBSERVATION II

Rétroflexion utérine mobile. — Ovaire droit fixé à la paroi du bassin. — Colpotomie antérieure. — Dégagement de l'ovaire. — Vagino-fixation (Obs. du
Dr Steffeck, de Berlin, 1895).

Mlle S..., 29 ans, régulièrement menstruée, souffre depuis un an de douleurs dans les lombes et le bas-ventre. Il y a 9 mois, dégagement des adhérences d'après le procédé de Schultze. Les douleurs persistent.

État actuel. — Utérus complètement rétrofléchi, petit, facile à réduire, mais retombant aussitôt à cause de la fixation de l'ovaire droit au bassin.

15 janvier 1895. — Colpotomie antérieure, dégagement de l'ovaire droit et vagino-fixation. Convalescence normale.

4 mois après, on enlève les sutures. Résultat parfait.

25 juin. — État toujours excellent.

10 décembre. — Infection gonorrhéique. Exsudat dans le Douglas.

Janvier 1896. — Guérison persistante. Utérus en antéver-sion. Annexes libres.

Observation III

Rétroflexion mobile de l'utérus. — Cystocèle et rectocèle. — Rétention placentaire. — Extraction manuelle. — Vagino-fixation intrapéritonéale. — Colporraphie antérieure et postérieure. (Obs. de Dührssen, 1891).

Mme Hoppe, 36 ans, quintipare, bien portante jusqu'ici.
Mariée depuis 13 ans. 5 grossesses, 3 avortements, une grossesse à terme. Il y a cinq mois, avortement de 2 mois.

Depuis, hémorragie continue parfois très forte. Dernières
règles au commencement de 1891. Le dernier accouchement
avant l'avortement a été à terme.

10 avril 1891. — Gros utérus de 12 centim. 1|2 rétrofléchi
à angle aigu, adhérent en arrière ; col hypertrophié ; annexes
normales ; réduction possible. Prolapsus des 2 parois vaginales.

A la suite de l'exploration bimanuelle, il se produit une
forte hémorragie. Dilatation du col, suivant la méthode de
Fritsch. Dans l'utérus, on trouve des débris placentaires qui
sont enlevés avec la main. L'utérus diminue de volume et ne
mesure plus que 9 centim. Tamponnement à la gaze iodoformée.

L'utérus diminua rapidement et on pratiqua la vagino-fixation intrapéritonéale. Pour remédier aussi aux lésions causées
par l'accouchement, colporraphie antérieure et postérieure.

L'hémorragie produite par ces différentes opérations fut
peu importante.

La plaie vaginale guérit bien. L'utérus est en bonne antéflexion.

11 mai. — La malade n'éprouve aucune gêne. Les fils sont
enlevés. L'utérus est en antéversion. Vagin étroit et tendu.

14 juin. — La menstruation est normale, plus faible qu'auparavant.

OBSERVATION IV

Rétroflexion adhérente. — Cœliotomie et vagino-fixation. (Obs. de Dürrhssen :
Berl. Klin Woch.)

22 novembre 1893.— L'examen, après anesthésie, confirme
le diagnostic. Il existe des cordons périmétritiques fixant l'utérus et le ramenant en arrière lorsqu'on le réduit. Utérus ayant
8 centim. 1⎮2 de longueur.

Après curettage et incision transversale du cul-de-sac antérieur, on divise une masse cicatricielle, épaisse de 4 centim.,
placée entre la vessie et l'utérus, due à une vagino-fixation
antérieure pratiquée suivant le premier procédé de Dürrhssen.
Le doigt pénètre alors jusqu'au péritoine, qui est ouvert sous
la direction de l'œil. Le fond de l'utérus est abaissé à l'aide
d'anses de fil placées provisoirement. Après avoir enlevé les
pinces et la sonde utérine, on attire au dehors le fond de l'utérus au moyen d'une pince tire-balle placée au-dessus des fils.
La paroi postérieure devient visible ainsi que les adhérences
qui siègent à ce niveau. Les adhérences qui unissent le corps
au cervix et attirent la trompe et l'ovaire vers l'angle gauche
de l'utérus sont sectionnées au thermo-cautère.

L'ovaire gauche dégagé est amené au dehors, et comme il
est reconnu en bon état, il est remis à sa place; il en est de
même de l'ovaire droit. Le fond de l'utérus et la paroi vaginale
antérieure sont traversés par 3 crins de Florence.

Le fond de l'utérus ne se laisse pas facilement repousser,
aussi on commence par nouer un premier fil, espérant le ramener ainsi; mais on ne réussit pas; au contraire, les nouvelles
tentatives faites pour réduire l'utérus aboutissent à la déchirure

de la substance même de l'organe par la première suture. A la fin, on parvient à remettre l'utérus en bonne position et les deux derniers crins de Florence sont noués.

La plaie vaginale est suturée de telle sorte que l'incision semble avoir été faite longitudinalement dans le cul-de-sac antérieur.

L'utérus, après l'opération, est fortement antéfléchi.

La malade sort huit jours après.

22 janvier 1894. — Plus de douleurs ; menstruation normale. Utérus en antéversion et antéflexion normales. Ovaires mobiles.

Les fils sont enlevés.

OBSERVATION V

(Obs. Dührrssen, 1894).

Rétroversion utérine et adhérences périmétritiques. — Cœliotomie antérieure, vaginofixation

Les recherches, après anesthésie, permettent de percevoir des adhérences unissant l'utérus aux ovaires augmenté de volume.

L'utérus se laisse réduire, mais reprend de suite sa position défectueuse.

Incision, dégagement de l'utérus et des ovaires, vaginofixation et suture de la plaie vaginale, comme dans le cas précédent.

Lorsque l'opération est terminée, l'utérus est en antéversion et en antéflexion.

La malade sort 8 jours après.

9 décembre 1893 — Mictions fréquentes, menstruation normale et peu abondante, pas de douleurs lombaires.

20. — La fréquence des mictions disparaît.

Utérus en antéflexion normale et mobile

Ovaire gauche mobile ; le droit est un peu fixé en arrière.

8 janvier 1894. — Menstruation très forte, durant du 26 décembre 1893 au 7 juin 1894. On enlève les fils.

18. — La malade se sent bien.

30 mars. — Cautérisation par endométrite.

Utérus antéfléchi.

OBSERVATION VI

(Obs. Dührssen, 1891).

Rétroflexion absolue, irréductible. — Affection des annexes. — Cœliotomie vaginale-antérieure, vagino-fixation

Mᵐᵉ S..., 32 ans. Accouchement normal il y a trois ans ; depuis cette époque, douleurs à l'hypogastre.

19 février 1894. — Opération. L'abaissement du fond de l'utérus est très difficile à cause des adhérences qui le retiennent en arrière. On réussit cependant, et avec l'index, introduit au dessus de la paroi postérieure, on dégage les adhérences qui s'étendent vers le rectum et les annexes.

Ces dernières, enveloppées de fausses membranes, ne sont pas perceptibles. Vagino-fixation par le procédé habituel.

30 avril. — La malade a repris son travail ; l'utérus est en antéversion et antéflexion normales.

A droite et à gauche on trouve un cordon gros comme le doigt, répondant aux annexes.

OBSERVATION VII

(Obs. Steffeck)

Rétroversion adhérente. — Hysterolysis et vagino-fixation. — Guérison.

Mme C..., stérile depuis six ans de mariage. Douleurs lombaires et hypogastriques, surtout avant les menstrues.

Utérus rétroversé et fixé en arrière. Annexes libres.

21 mars 1896. — Ouverture de Douglas, dégagement mousse de toutes les adhérences, puis vagino-fixation après cœliotomie antérieure et dégagement péritonéal. Convalescence normale.

Cinq ans après, état excellent. Utérus antéfléchi et libre. Pas de douleurs.

OBSERVATION VIII

(Obs. du Dr Steffeck, de Berlin, 1896)
Rétroflexion adhérente, vagino-fixation. — Récidive trois mois après.

Mme B..., 41 ans, multipare, est en traitement depuis 2 ans, pour une rétroflexion.

Etat actuel : utérus épais, dur, complètement rétrofléchi et légèrement fixé au niveau du fond.

9 janvier 1895. — Opération. Vagino-fixation par le procédé ordinaire. Les adhérences ont été rompues en attirant fortement l'utérus en dehors, sans cependant l'extraire en totalité

Deux mois après, l'utérus est de nouveau couché ; enfin, en mars 1885, il avait repris sa place en rétroflexion.

La malade ne souffre pas, car l'utérus est parfaitement mobile.

OBSERVATION IX

(Obs. du Dr Steffeck, de Berlin)
Rétroflexion très adhérente. — Dégagement incomplet. — Vagino-fixation.
Cinq mois après, récidive.

M. V..., 37 ans, multipare, souffre, depuis son dernier accouchement, il y a 7 ans, de douleurs lombaires et hypogastriques. Menstruations douloureuses.

Utérus rétrofléchi et adhérent à sa face postérieure.

Traitement par le massage sans résultat.

25 mai 1895. — Opération : Ouverture du Douglas anté-rieur, rupture des adhérences antérieures, impossibilité de rompre les postérieures malgré huit anses de fil placées sur toute la hauteur de l'utérus.

Vagino-fixation.

Cinq mois après, la malade revient avec les mêmes douleurs qu'au début. L'utérus est en rétroversion, adhérent par la partie inférieure de la paroi postérieure.

OBSERVATION X

Rétroversion adhérente. — Dégagement incomplet. — Vagino-fixation.
Un an après, nouvelle rétroversion.

Observation analogue à la précédente.

OBSERVATION XI

(Observation de Dührssen, complétée d'après Strassmann)
Rétroversion utérine — Vagino-fixation intra-péritonéale. — Guérison rapide
Accouchement laborieux

Mme H..., multipare, souffre de douleurs lombaires et a présenté pendant cinq semaines une hémorragie pour laquelle elle a été soignée par le docteur Zeppler.

5 avril 1894. — L'utérus, long de 8 centimètres et demi, était en rétroversion, fixé en arrière par des adhérences para-métritiques. Ovaires mobiles.

Après un curettage, incision transversale du cul-de-sac antérieur, dégagement mousse de la vessie, abaissement du repli péritonéal avec le doigt et ouverture de la cavité abdominale sous la direction de l'œil.

Le péritoine est fixé à la plaie vaginale par deux sutures de catgut, deux pinces tire-balle amenant à la vulve le fond de l'utérus avec les annexes.

Ouverture au thermo d'un kyste de l'ovaire gauche.

Trois crins de Florence sont placés à travers la paroi vaginale, le péritoine et le fond de l'utérus ; celui-ci est replacé, les fils sont liés et la plaie vaginale est refermée par une suture continue au catgut, placée de telle sorte que la ligne de suture soit longitudinale.

Colpopérinéorraphie, suivant le procédé de Hégar.

20. — Utérus fortement antéfléchi et un peu reporté en avant. Sortie de la malade.

5 mai. — La patiente se plaint seulement de faiblesse. Même état local. Enlèvement des fils.

12. — Menstruation normale le 9 de ce mois.

26. — État général normal.

Dans une communication faite en 1895 (*Arch. für Gyn.,* 1895), Strassmann raconte l'accouchement de cette femme.

Présentation de l'épaule. Vagin étroit ; paroi vaginale antérieure adhérente à la paroi utérine et formant ainsi un cul-de-sac où se trouvent l'épaule droite et le bras. Le segment fixé au vagin n'est pas remonté hors du bassin.

Version très difficile, surtout à cause de l'étroitesse du vagin.

L'enfant, né étonné, est facilement ranimé.

Hémorragie de la délivrance.

Suites de couches normales.

OBSERVATION XII

Mme X..., 35 ans, primipare. 4 octobre 1893. Utérus en rétroversion. Enucléation d'un myome sous-séreux par cœliotomie antérieure. Vaginofixation. Colpopérinéorraphie suivant la méthode de Hégar. Dix jours après, la malade sortait guérie.

La malade fut revue le 20 février 1894, l'utérus était en bonne antéversion ayant 5 c/m de long.

Deux ans après, une grossesse étant survenue, voici d'après Strassman, comment elle se termina : Présentation de l'épaule, enfant mort. Version et embryotomie impossible. Utérus tétanisé ; menace de rupture. Crise d'éclampsie. On fait une laparotomie ; une demi-heure après, la femme meurt d'hémorragie interne due à une déchirure siégeant au point de réunion du corps utérin avec le cul-de-sac vaginal.

OBSERVATION XIII

(Urban *Berl. Klin. Woch*, n° 50, 14 décembre 1896.)

Multipare de 30 ans ayant subi l'hystéropexie vaginale pour rétroflexion. Le fond de l'utérus se trouvait au-dessus de la symphyse, le col était dirigé vers le promontoire. La dilatation ne se faisait pas et l'utérus menaçant d'éclater on pratique l'opération césarienne. Enfant vivant. La mère guérit.

OBSERVATION XIV

(Geissner, *Berl. Klin. Woch*, n° 52, 28 déc. 1896.)

Femme ayant été opérée d'un prolapsus par l'hystéropexie vaginale. Les troubles caractéristiques ne tardent pas à se montrer pendant la dilatation du col. Procidence du cordon au moment de la rupture de la poche des eaux. Version et incision du tissu cicatriciel. Enfant vivant.

OBSERVATION XV

(Gessner, *ibid.*)

Femme à laquelle Durhssen avait pratiqué l'hystéropexie vaginale. Vessie fortement déviée à gauche ; troubles dystociques, insertion vicieuse centrale du placenta ; enfant mort, né spontanément après travail pénible. Phlegmon ultérieur des ligaments larges.

OBSERVATION XVI

(Kallmorgen *in* Mémoire de Bué)

Vaginofixation. Accouchement douloureux. Césarienne.

Femme devenue enceinte deux ans et demi après l'hystéropexie vaginale ; la miction est douloureuse au début ; au septième mois, il y a menace d'avortement. A la fin de la grossesse, la paroi vaginale se rapproche de plus en plus du promontoire.

Au moment de l'accouchement, après quinze heures de travail, on constata que l'on se trouvait en présence d'un mécanisme anormal, ne pouvant pas se terminer autrement que par une intervention chirurgicale.

En effet, tandis que la lèvre antérieure de l'orifice utérin et la partie fixée au vagin de la paroi antérieure de l'utérus ne prenaient aucune part dans la dilatation du col, la lèvre postérieure et toute la paroi postérieure de l'utérus s'étaient, par contre, dilatées outre mesure.

Il en résultait que, pendant le travail, l'axe longitudinal de l'utérus devenait horizontal, et le fœtus, placé dans la position oblique, était placé anormalement et s'appuyait contre la partie fixée de la paroi antérieure de l'utérus.

Opération césarienne. L'incision porta sur la paroi postérieure de l'utérus ; mère et enfant vivants.

Observation XVII

(Berndt *in* Mémoire de Bué.)

Vaginofixation. Accouchement laborieux. Césarienne.

Femme opérée de vaginofixation et devenant enceinte. La grossesse fut normale jusqu'à terme ; après 48 heures de travail, la parturiente est amenée à l'hôpital.

L'excavation pelvienne est complètement occupée par une tumeur ronde, dure et tendue, augmentant de volume à chaque contraction ; le col est en avant, au-dessus de la symphyse, difficilement accessible au doigt ; l'orifice est complètement fermé. La tumeur de l'excavation est constituée par la partie postérieure du segment inférieur de l'utérus, tendue et amincie à l'extrème ; césarienne conservatrice. Mère et enfant vivants.

Observation XVIII

(Obs. du docteur Steffeck ; *Berl. Klin. Woch*, 1896)
Rétroflexion adhérente réductible. — Vagino-fixation. — Grossesse. — Nouvelle rétroflexion.

Mme S..., 29 ans, multipare, souffre depuis le dernier accouchement, il y a six mois, de vives douleurs dans la région lombaire.

État actuel. — Paroi vaginale antérieure procidente, utérus rétrofléchi, mais réductible. Dès qu'on l'abandonne à lui-même, il reprend sa position vicieuse à cause d'adhérence existant au niveau du fond. Fixation de l'utérus au moyen de deux sutu-

res de soie passées à deux centimètres au-dessous du bulbe
uréthral à travers la paroi vaginale et la musculature du corps
utérin. Suture vaginale au catgut.

Convalescence normale.

Juillet 1895. — Utérus en bonne position.

Août. — Une grossesse survient et l'utérus retombe en
rétroversion. Pessaire.

Rien de particulier quant au cours de la grossesse. Accouchement à terme.

OBSERVATION XIX

(Obs. du docteur Steffeck, de Berlin)

Rétroflexion adhérente. — Vagino-fixation. — Grossesse. — Nouvelle rétroflexion.

Femme R..., 26 ans, unipare, souffre, depuis l'accouchement, de rétroflexion avec adhérences légères, extensibles sur
la face postérieure du fond.

2 janvier 1895. — Opération suivant le procédé décrit.

Pendant quatre mois, l'utérus est bien placé, mais alors la
malade devient enceinte et après le premier mois de grossesse,
la rétroflexion se reproduit.

Pessaire, accouchement normal.

OBSERVATION XX

(In thèse Debayle)

Opération de Nicolelis

Rétroversion mobile avec rétroflexion. — Endométrite. — Double
déchirure du col. — Opération. — Guérison.

G..., femme Poncinet, 49 ans, femme de ménage entrée le
1er juillet 1889, salle Richard-Wallace, n° 17, service du docteur Richelot, à l'hôpital Tenon.

Antécédents héréditaires. — Néant.

Antécédents personnels. — Réglée à 17 ans, régulièrement ; quelques douleurs au moment des époques, mais pas de pertes blanches. A eu huit enfants de 20 à 38 ans. Les six premiers accouchements furent bons ; les deux derniers nécessitèrent le forceps. Pour l'avant-dernier, la malade est restée trois semaines au lit ; pour le dernier, trois mois. Elle eut de la fièvre, les jambes étaient enflées ; au bout de trois mois, les règles sont revenues et ont continué normalement. Le dernier accouchement remonte à l'âge de 38 ans ; 5 enfants vivants, 3 morts.

Depuis le dernier accouchement, petite douleur dans le ventre du côté gauche. Règles régulières. Pertes blanches assez abondantes, inodores, avant les règles et dans leur intervalle.

Pas de constipation, mictions faciles quoique croissantes.

Au commencement de juillet 1889, la malade a eu une perte de sang qui a duré 10 jours et a été soignée à Saint-Louis.

État à l'entrée. — Toucher : col assez gros, de consistance normale ; orifice légèrement entr'ouvert ; culs-de-sac antérieurs et latéraux complètement libres.

Hystéromètre. — Orifice interne largement perméable. Cavité : 6 cent 1/2. Le manche de l'instrument doit être relevé, la concavité du bec tournée en arrière. Pas de sensibilité.

Le toucher rectal permet d'arriver sur le corps de l'utérus situé dans le cul-de-sac de Douglas.

Diagnostic. — Rétroversion mobile, avec rétroflexion. Endométrite. Double déchirure du col.

31 juillet. — Asepsie de la vulve et du vagin. Introduction de deux petites laminaires.

1er août. — Introduction de deux autres laminaires plus grosses. Purgatif salin. Lavement le soir.

Le 2. — Opération.

Le 3. — Nuit calme. Pouls normal. Température 37°4. Quelques vomissements dus au chloroforme.

Le 4. — Les vomissements ont cessé. État général bon. Pouls et température normaux. Pas de douleurs dans le ventre ni spontanément ni à la pression.

Le 10, — On enlève les tampons et on fait une injection de sublimé ; on place un petit tampon à la vulve. Ces injections sont pratiquées tous les jours.

Le 15. — La malade est examinée. Par le toucher rectal on constate que le corps de l'utérus ne comprime plus la paroi rectale.

Au spéculum, on constate que la cicatrisation est complète sur tous les points. On aperçoit encore quelques points de catgut à demi résorbés. Pas une goutte de pus. Cathétérisme très facile. L'instrument est introduit, le manche étant légèrement porté en arrière.

Le 16. La malade se lève. Elle est encore un peu faible, mais se trouve très bien et ne ressent plus les troubles fonctionnels dont elle se plaignait avant l'opération.

Le 18. Elle sort de l'hôpital.

En novembre 1889, M. Richelot a revu cette malade ; la santé est parfaite. Ni métrorrhagie, ni leucorrhée, ni douleurs. L'utérus est trouvé dans sa position normale. Le cathétérisme est très facile.

Observation XXI

(Porak)

Femme sur laquelle on a pratiqué une opération sur le col avant la grossesse. Le travail traîna pendant 5 jours à cause de la rigidité du col ; il se produisit une rupture incomplète transversale au-dessus et en arrière du col. Pendant l'extraction du fœtus, cette rupture se compléta par la déchirure du

péritoine et se compliqua d'une déchirure verticale du col.
Laparotomie, suture du péritoine. Guérison.

OBSERVATION XXII

(La Torre, Arch. Ital. di Gynec. 1898)

Femme de 27 ans, 2 grossesses, une à terme, l'autre terminée par avortement au quatrième mois par suite d'une chute.
Leucorrhée, ménorrhagie, douleurs. La Torre diagnostique
une rétroversion mobile de l'utérus avec déchirure du col.
L'utérus est volumineux, il s'agit d'une subinvolution. Traitement ; injections chaudes, électricité et massage ; amélioration. On dut cependant faire un curettage, l'amputation du col
et l'opération d'Alexander Guérison. Depuis, l'opérée est
devenue enceinte, accouchement à terme après 7 heures de
travail.

IV

Hystéropexie abdominale

Ordre des observations :

1er groupe : Rétrodéviation ; hystéropexie. Guérison. — Obs. I, II, III, IV, V, VI.
2e groupe : Accouchement chez les hystéropexiées. — Obs. VII à XVII.
3e groupe : Rétrodéviation ; salpingopexie. Guérison. — Obs. XVIII.

OBSERVATION I

Inédite. — Recueillie dans le service de M. le professeur Tédenat et due à
l'obligeance du docteur Godlewski, interne du service.
Rétroversion utérine — Annexite — Hystéropexie abdominale — Guérison.

C... Victorine, âgée de 28 ans, sans profession, entre le
1er juin 1905 dans le service de M. le professeur Tédenat
(salle Desault, n° 2) pour douleurs lombaires et du bas-ventre.

Antécédents héréditaires. — Mère morte de fluxion de poi-
trine.

Antécédents personnels. — Réglée à 16 ans. Depuis l'âge de
13 ans jusqu'à l'apparition des règles, la malade a souffert de
maux de ventre qui disparaissent à l'arrivée des règles. Il
n'est pas impossible que la rétroversion ne soit au début congénitale ou ne soit en rapport avec l'apparition des règles.

Règles peu abondantes, régulières jusqu'au mariage il y a
10 ans. Depuis, apparition très rare. Mariée à 18 ans. 6 grossesses. Avortement il y a 7 ans à la suite d'une chute dans
un escalier. Fausse couche six mois après.

En février dernier a également avorté d'un fœtus de 4 mois.

Pertes blanches plus abondantes depuis. Bronchite. Grippe.
Depuis un an légères douleurs et de la pesanteur dans le bas-
ventre.

Maladie actuelle. Le 15 mai, après avoir eù ses règles plus
longtemps que de coutume la malade est obligée de se mettre
au lit. Glace sur le ventre qui calme la douleur.

Quelques nausées, pas de vomissements.

Depuis ce temps-là, douleurs dans le bas-ventre avec quelques irradiations dans les lombes et le périnée. Constipation.

Pesanteur à l'anus surtout après une fatigue ou une station
debout.

Ptose viscérale avec tissus bons.

Bon état général ; un peu pâle ; petites artères ; pieds froids;
bon appétit.

Urine : 1050. Urée : 16 grammes.

Examen vaginal. Bonne musculature périnéale. Vagin normal. On arrive sur le col qui regarde nettement en avant. Il
porte des encoches, cicatrices d'accouchements. Le fond de
l'utérus ne se sent pas par le palper abdominal. Il est tout à
fait en arrière, en rétroversion. Le fond un peu plus large qu'à
l'ordinaire. Utérus un peu allongé (8 centim.). Il y a un peu
d'annexite légère.

Opération le 7 juin 1905. — Laparotomie. Incision de la paroi
abdominale. On repère le péritoine avec deux pinces, on saisit
alors avec une pince de Museux le fond de l'utérus qui est
attiré en haut et en avant, entre les lèvres de l'incision. Cela
fait, on passe trois fils de catgut : chacun passe par le péritoine doublé d'un peu de muscle de la paroi, par la paroi antérieure de l'utérus un peu avivée par des hachures faites aux
ciseaux. On a soin que les points ne prennent pas le fond de
l'utérus mais surtout la paroi antérieure. On noue chaque catgut à son tour et ainsi l'utérus reste accolé contre la paroi
abdominale.

Surjet péritonéomusculaire. Suture en chaîne au crin de
Florence.

Bonnes suites opératoires. Réunion par première intention.

Examen fait le 32ᵉ jour. La palpation abdominale seule permet de sentir le fond de l'utérus solidement fixé contre la
paroi abdominale. Le toucher montre le col qui regarde en
arrière du vagin, en bonne position. Le cul-de-sac postérieur
est libre. L'utérus est en bonne antéflexion.

OBSERVATION II

(Inédite.—Recueillie dans le service de M. le prof. Tédenat, et due à l'obligeance
du Dʳ Godlewski, interne du service)

Rétroversion. — Prolapsus utérin avec hypertrophie du col. — Amputation du
col et hystéropexie abdominale. — Guérison

M..., 40 ans, ménagère, entre dans le service de M. le professeur Tédenat (salle Desault, n° 31) le 26 mai 1905,
pour descente de matrice.

Antécédents héréditaires. — Mère morte de néoplasme utérin.

Antécédents personnels. — Réglée à 14 ans, règles durant
cinq jours sans douleurs, régulières. Jamais de pertes blanches. Mariée à 26 ans, n'a jamais eu d'enfants. A eu la
grippe et une bronchite.

C'est à la suite d'une chute, il y a dix ans, qu'elle s'est
aperçue pour la première fois de sa descente de matrice.
Elle ne consulte personne, craignant qu'on lui conseille le
repos. Met une serviette et continue à travailler.

Il y a six mois, cependant, après une grande fatigue, le
prolapsus augmente. Elle sent une pesanteur dans l'abdomen.
Des pertes blanches apparaissent à ce moment-là. Elle va
consulter un médecin qui lui dit qu'elle a une ulcération au
col.

Elle se décide à entrer à l'hôpital.

Examen au 28 mai. — Pas de douleurs, simple pesanteur dans le ventre. Elle est réglée régulièrement. Léger écoulement séreux par la vulve. Bon appétit, pas de vomissements, constipation.

Urine assez abondante, 900 gr. Urée, 21 gr.

État général anémique faible. Pouls : 70, petit, tendu.

Examen vaginal. — Bonne musculature périnéale. Vagin un peu granuleux, élargi. Dans le décubitus dorsal, le col est un peu en arrière du plan antérieur. A la toux, la paroi vaginale inférieure repousse la portion intra-cervicale du col à 3 centim. Utérus en rétroversion assez accentuée. Orifice du col circulaire ; montre une érosion superficielle encadrant une petite végétation. La longueur de l'utérus est de 9 cm. 5 ; manifestement la portion vaginale du col est à 4 cm.

Pas de ptose apparente des organes abdominaux ; la malade a des tissus lâches. On décide de pratiquer l'amputation du col et de fixer l'utérus.

Opération le 10 juin. — La femme mise en position gynécologique, on attire le col qu'on sectionne à 1 centim. de l'insertion vaginale. Cela fait, on suture la muqueuse des lèvres de section. Gaze iodoformée vaginale.

La malade mise en position horizontale. Incision de laparotomie.

L'utérus saisi avec une pince de Museux, est attiré en haut et en avant ; on fixe l'utérus à la paroi : pour le fixer on place des points en U au catgut, rattachant l'utérus et les ligaments ronds au péritoine antérieur doublé d'une partie des muscles.

Suture péritonéo-musculaire. Suture cutanée.

Les suites opératoires sont bonnes. Réunion par première intention.

La malade se lève le 25e jour et on examine les organes génitaux.

La palpation permet de sentir l'utérus en bonne position derrière la symphyse. Par le toucher combiné au palper, on sent ce qui restait du col bien cicatrisé, en bonne direction. L'utérus est en position normale, jouissant de toute sa mobilité.

La malade n'éprouve aucune douleur.

Quelque temps après les résultats s'étaient maintenus.

OBSERVATION III

(In Mémoire inédit Godlewski et Martin. — Résumée)

Troubles dyspeptiques. Vomissements continus. Ovaire sclérokystique et rétroversion utérine. Laparotomie. Ovariotomie et hystéropexie abdominale. Libération d'adhérences. Guérison.

B... (Françoise), âgée de 31 ans, entre dans le service du professeur Tédenat le 4 mai 1905 pour vomissements et douleurs lombaires.

Antécédents. — Réglée à 17 ans régulièrement, abondamment. Pertes blanches depuis le mariage.

Maladie actuelle. — Depuis cinq ans vomissements abondants de suite après le repas, sans hématémèse. Vomissements continuel depuis juin 1904 en même temps pesanteur dans les bas-ventre ; constipation, urinations fréquentes. La malade maigrit et se décide à entrer à l'hôpital.

Examen le 5 mai. Vomissements ininterrompus. Pesanteur lombaire. Constipation. Etat général faible. Elle a maigri de dix kilos en trois mois. Très nerveuse, stigmates d'hystérie.

La palpation et la percussion abdominale montrent un utérus légèrement dilaté, assez bas, peu douloureux. Ptose abdominale.

Le toucher vaginal permet de sentir dans le cul-de-sac

droit un peu d'empâtement et l'ovaire droit gros, en position élevée. Utérus en rétroversion.

Opération le 10 mai 1905. — Laparotomie médiane. A l'ouverture du ventre, on constate un péritoine épaissi. L'épiploon enflammé est adhérent aux annexes droites. Les adhérences remontent par son intermédiaire, jusqu'au bord inférieur de l'estomac. A la partie inférieure elles maintiennent l'ovaire dans une position élevée. Il semble que les phénomènes d'inflammation périviscérale aient ici une marche ascendante. On détruit les adhérences aussi loin que possible. On enlève l'ovaire sclérokystique.

L'utérus étant maintenu en haut et en avant, on le fixe à la paroi antérieure par trois points en U au catgut.

Toilette périviscérale. Suture séro-musculaire, suture cutanée.

Bonnes suites opératoires. Les vomissements ont cessé pour ne plus reparaître. Plus de douleurs, l'utérus est en bonne position, son fond au-dessus de la symphyse. Guérison.

Observation IV

(Laroyenne)

Salpingite parenchymateuse douloureuse. Rétroversion adhérente. Colonnisation et massage. Hystéropexie. Guérison.

Anne C..., femme R..., 33 ans. Entre le 19 février 1894, salle Sainte-Thérèse, n° 1.

Réglée à 13 ans régulièrement. Mariée à 20 ans ; première grossesse normale à 21 ans ; à 23 ans, fausse couche avec hémorragie abondante au deuxième mois. Entre aussitôt dans le service à Sainte-Thérèse, elle y est restée 3 semaines.

Pendant sa troisième grossesse, il y a 7 ans, elle eut une hémorragie au troisième mois. Néanmoins accouchement normal.

Depuis elle a souffert de maux de reins et douleurs dans le bas-ventre de temps en temps.

Le 20 novembre 1892 second séjour dans le service pour un polype utérin qu'on enlève. On constate en même temps une rétroversion, on lui place un pessaire qu'elle garde 8 mois.

Loin d'être soulagée, ses douleurs sont revenues. Venue à la consultation le 31 novembre 1893 on constate une rétroversion avec adhérences tenaces. Colomnisation et massage.

24 décembre. — La malade se trouve très améliorée. La marche est beaucoup plus aisée.

Depuis le mois de janvier le massage est douloureux. L'utérus est mobile. On lui met un pessaire. Au bout de 15 jours elle ne peut plus le supporter. Elle souffre beaucoup dans la fosse iliaque droite. Au toucher annexes droites douloureuses.

19 février 1894.— La malade entre dans le service. Hystéropexie par le procédé Laroyenne. Après l'opération M. Laroyenne constate des deux côtés des annexes indurées.

8 mars. — La malade a eu ses règles le 3 mars. Elles ont été abondantes et ont duré 5 jours.

19 avril. — L'amélioration de la malade s'est accentuée jusqu'au moment de ses époques à la fin de mars. A ce moment pertes rouges extra-abondantes pendant 4 jours. Malade très affaiblie. Maux de reins qui obligent à garder le repos. Depuis l'amélioration s'accentue d'une façon constante.

11 octobre 1895.— La marche actuellement n'est plus douloureuse. Les pertes menstruelles sont normales. Pas de douleurs de ventre, mais un peu de constipation.

Un peu de dyspareunie attribuable uniq   à l'état névropathique de la malade.

Novembre 1894. — La malade est revue et sous l'influence d'un traitement hydrothérapique, elle a vu cesser la plupart des phénomènes anormaux dont elle se plaignait.

Observation V

(la thèse Duquaire.)

Sinclair, *Manchester Chronicle* ap. 1891. — Traduction de M. J. Dreyfus, interne.

Case 9. — E. W..., âgée de 27 ans, mariée depuis 6 ans. Malade envoyée par le docteur Brown de Charlton Road à Manchester, admise le 5 octobre 1891.

L'histoire de son affection puerpérale date de 5 ans. Toujours, depuis, elle a ressenti des douleurs abdominales et pelviennes. Menstruation régulière mais avec dysménorrhée pendant 2 jours avant l'écoulement, et souvent une semaine après.

A l'examen le col est profondément déchiré à gauche. L'utérus est agrandi avec une masse arrondie dans le cul-de-sac postérieur et se continuant avec une grosseur du côté gauche du pelvis.

Diagnostic. — Métrite chronique, rétroflexion avec adhérences, déchirures du col. Tumeur tubo ovarienne du côté gauche. *Opération* le 9 octobre. Incision habituelle, utérus maintenu par des adhérences nombreuses et fortes qu'on déchire. Et le fond est amené par des manœuvres digitales et.... dans la partie postérieure de la plaie abdominale. Suture au catgut des côtés de l'utérus et suture avec des fils de soie à travers la face antérieure. La cavité abdominale est irriguée et un drainage appliqué au moyen d'un tube en verre. Dans l'étendue des adhérences, et par conséquent, drainant la cavité pelvienne, un tube en caoutchouc fut substitué au tube en verre 2 jours après l'opération et celui-ci fut maintenu pendant un temps considérable. Pourtant la malade a fait une bonne convalescence ; elle était complètement guérie le 9 novembre. Nous avons appris par la suite qu'elle se portait très bien.

Observation V
(Sinclair)

A. T..., 27 ans, célibataire, ouvrière. Malade du docteur Crau, de Great Harwood. A été en traitement avant son opération et dans diverses occasions, au préalable, en raison d'une rétroflexion aiguë avec dysménorrhée extrême qui la rendit incapable de travailler.

Opérée à la clinique chirurgicale le 27 octobre 1894. Ventrofixation avec dégagement des adhérences ovariennes. 4 sutures de catgut, 3 sutures de soie furent employées pour amener des connexions avec la surface opposée. Pas de drainage.

Guérison non interrompue. Dans une lettre reçue par sa nourrice, 12 mois après l'opération, la malade était, suivant son récit, parfaitement bien et tout à fait apte au travail. Elle ne s'est plus ressentie de rien.

Observation VII
(Pinard, 1899.)

Tertipare. 2 accouchements à terme. Péritonite après le deuxième accouchement en 1892. En 1893 laparotomie par M. Pozzi. Hystéropexie et ablation de l'ovaire. En 1894, troisième grossesse. Présentations successives de l'épaule gauche et du siège.

Observation VIII
(Pinard, *ibid.*)

Multipare 49 ans. 4 accouchements spontanés à terme. Enfants vivants. Hystéropexie en octobre 1892 par M. Michaud

9

à l'hôpital St-Michel. Grossesse en 1894. Rupture prématurée. Sommet. Accouchement spontané. Enfant vivant, 3,080 gr. Placenta sur le segment inférieur. Suites normales.

OBSERVATION IX

(Kaltenbach-Olshausen)

Hystéropexie directe, intrapéritonéale. — Grossesse et accouchement normaux

Femme opérée par Kaltenbach, pour une rétroversion fixe. Ventro-fixation par les sutures à la soie. Enceinte un an et demi après l'opération. Grossesse normale : l'utérus examiné près du terme n'était plus lié par des adhérences à la paroi abdominale. Accouchement normal. Six semaines après, utérus en antéversion.

OBSERVATION X

Von Winiwarter II (1)

Hystéropexie directe. — Grossesse et accouchement normaux

D... R..., 22 ans, deux enfants, deux fausses couches. A la suite de la dernière, hémorragie abondante. Utérus en rétro-version, gros, contenant des débris de membranes. De plus, kyste à l'ovaire droit (volume d'une grosse orange). Curettage. Guérison. Tentative de réduction de la matrice, impossible à cause de tumeur ovarienne.

19 février 1889. — Ovariotomie. - Hystéropexie complé-mentaire.

Deux sutures à travers les muscles abdominaux et le péri-toine pariétal d'un côté, puis à travers le fond de l'utérus,

---

(1) Thèse Lamort, p. 89. — Fraipont, *Ann. méd. chir.* Liège 1891.

d'un angle à l'autre, l'une au devant, l'autre en arrière de l'insertion de la trompe. On la ramène au bord opposé de la plaie ventrale et on noue.

Guérison opératoire simple. Sort en mars.

Août 1889. — Enceinte depuis deux mois. Utérus en anté-version normale, éprouve de petites douleurs dans le ventre de temps en temps. Accouchement à terme, le 5 mars, enfant bien vivant. Suites de couches normales.

Trois mois plus tard. — Se porte bien. Pas de douleurs. Involution normale de l'utérus, en position intermédiaire entre l'antéversion et la rétroversion, mais cependant avec plus de tendance à l'antéversion.

Fraipont (1) ajoute de son article : Le dernier accou-chement ne fut pas aussi heureux. Malgré toutes les précau-tions prises pour éviter le retour de la matrice à sa position défectueuse, celle-ci s'est reproduite et avec elle les souf-frances qu'accusait la malade avant l'opération. J'ai pu réduire cependant facilement l'utérus et le maintenir réduit par un pessaire de Hodge. Soulagement notable.

OBSERVATION XI

(Von Winiwarter III) (2)

Hystéropexie. — Grossesse et accouchement prématurés, suite de traumatisme. Deuxième grossesse.

L.... M..., 29 ans, mariée, trois enfants. Une fausse couche de trois mois. Souffre depuis. Utérus augmenté de volume en rétroversion très prononcée, mobile pourtant.

Dans cul-de-sac de Douglas, ovaire gauche prolabé, aug-

---

(1) Voir Thèse Lamort, p. 85.
(2) Thèse Lamort, p. 90. — Fraipont, *loc. cit.*

menté de volume et douleureux. Ovaire droit légèrement prolabé dans cul-de-sac latéral droit. Cavité utérine allongée et
élargie. Endométrite, curettage. Réduction utérine. Un pessaire
Hodge ne put être supporté à cause de la douleur vive causée
par la pression de l'arc postérieur sur l'ovaire gauche prolabé.

Hystéropexie. — 15 mai 1889. — Ablation de l'ovaire
gauche, polykystique.

Le fond de la matrice est amené dans la plaie abdominale
et fixé par deux sutures transversales. Suites immédiates excellentes. Guérison complète.

Revue dans les mois suivants, le résultat se maintenait.

En octobre, arrêt des règles. La malade est enceinte. Sa
grossesse suivit son cours normal et la matrice s'éleva peu à
peu dans l'abdomen.

Cependant la patiente souffrait très fréquemment de douleurs
dans le bas-ventre qui s'accentuaient à ses périodes menstruelles. Arrivée à 7 mois et demi, à la suite de mauvais
traitements infligés par le mari, le travail se déclara, la
femme accoucha d'une petite fille vivante.

Le travail fut rapide. Légère hémorragie au moment de la
délivrance. Suites de couches excellentes. Elle partit le sixième
jour, sur son désir formel.

Un an après l'opération, état général excellent. Souffrances
nulles. Utérus ayant subi son involution normale et en antéversion modérée.

Revue plus tard par Fraipont. Celui-ci écrit :

Matrice restée parfaitement en antéversion, mais tout entière
au-dessous du bord postérieur de la symphyse pubienne. Cette
femme est de nouveau enceinte et ne souffre pas.

Observation XII

(Gottschalk) (1)

Hystéropexie. — Deux avortements consécutifs. — Première grossesse normale
après rupture opératoire des adhérences

Femme de 28 ans. Trois accouchements antérieurs. Tumeur
ovarienne gauche intra-ligamenteuse, avec rétreflexion mobile
de l'utérus.

Douleurs vives, marche impossible.

10 novembre 1889. — Ablation de la tumeur.

Fixation de l'utérus redressé dans l'angle inférieur de la
plaie abdominale par deux ligatures au fil de soie.

La malade fut de suite débarrassée de la douleur et put
marcher sans fatigue.

Examinée de mois en mois en 1890.

Utérus en antéversion et en flexion, légèrement élevé.
Bonne mobilité relative.

Octobre 1890. — Devient enceinte. Traces de menstruation
jusqu'à la sixième semaine.

Au milieu de décembre, hémorragies extraordinaires.

Avortement le 3 janvier 1891.

Le fond de l'utérus était si élevé que Gottschalk pouvait à
peine l'atteindre avec le doigt (en dehors complètement du
petit bassin).

Le corps avait augmenté de volume proportionnellement à
la marche de la grossesse et se trouvait en position d'élévation

---

(1) Thèse Baudoin, p. 308. — *Centralblatt für Gynæk.*, 21 février
1891. — Thèse Lamort, p. 62 et 110.

maxima, mais en antéversion, adhérent en avant et en haut à la paroi abdominale.

L'examen de la paroi utérine montre une différence frappante dans son épaisseur en avant et en arrière. Au niveau du col, lèvre antérieure assez épaisse, lèvre postérieure de l'épaisseur d'une feuille de papier. Paroi utérine postérieure mince, étirée, tandis que la paroi antérieure était tendue jusqu'au niveau de la suture et présentait une épaisseur normale et même au-dessus.

Gottschalk écrit à M. Lamort (1) :

« Dans mon cas, l'avortement s'est fait deux fois coup sur coup Après ces deux avortements, je rompis sous le chloroforme les liens de fixation : la patiente conçut et porta sa grossesse à terme. »

OBSERVATION XIII

(Routier (2)

Rétroflexion. — Hystéropexie indirecte complémentaire. — Grossesse normale. — Accouchement à terme

L. P..., vingt-quatre ans, première grossesse à 21 ans, accouchement à terme, enfant mort. Deuxième grossesse et accouchement à terme, en juin 1887. Depuis, douleurs abdominales, troubles menstruels. Obligée de cesser son travail à cause de ses douleurs, entre à Laënnec, en nov. 1888.

Palper douloureux dans la fosse iliaque. Utérus peu mobile et douloureux. Le fond est immédiatement en arrière du col. Rétroversion très accentuée.

---

(1) Lamort, *loc. cit.*, p. 110.
(2) Thèse M. Baudoin, page 375.

Laparotomie, le 1ᵉʳ décembre 1888. Le fond de l'utérus est redressé avec le doigt. L'ovaire droit kystique est enlevé et le pédicule fixé au bas de l'incision abdominale par le dernier crin de Florence de la suture.

Pas de suites opératoires.

Sort le 4 janvier 1889.

21 avril 1889. — Enceinte de deux mois 1/2. — Utérus en bonne position.

31 octobre. — Accouchement normal d'un garçon.

10 novembre. — Utérus en très bonne position.

10 décembre 1889. — Utérus bien en place. Pas de douleurs.

Décembre 1891. — Deuxième accouchement à terme.

OBSERVATION XIV

(Jeannel [1])

Hystéropexie indirecte. — Grossesse et accouchement à terme sans incidents.

Malade, après castration unilatérale et hystéropexie indirecte (Kœberlé), devenue enceinte et accouchée à terme sans incidents.

OBSERVATION XV

(Saenger [2])

Opération d'Alquié. — Hystéropexie semi-directe. — Première grossesse. — Accouchement prématuré. — Deuxième grossesse. — Version ; extraction d'un fœtus mort. — Inertie utérine.

Douleurs continues. Incapacité de travail.

Rétroflexion mobile. Métrite chronique. Hypertrophie utérine. Utérus se réduisant facilement, mais impossible à maintenir réduit.

---

(1) Lamort, *loc. cit.*, p. 93.
(2) Thèse Baudoin, p. 312. — Thèse Lamort, p. 60.

Pessaire, un an, sans succès.

En juin 1887, opération d'Alquié-Alexander à droite seulement (8 centim.).

Impossible à gauche. Pessaire de Thomas. Récidive.

Pessaires à nouveau, sans résultat.

Hystéropexie le 26 décembre 1887, pas d'ablation d'annexes, fixation bilatérale de l'origine des ligaments ronds et du feuillet antérieur des ligaments larges, à la paroi abdominale par trois sutures au crin de Florence. On trouva des adhérences utérines qui furent détruites après une incision de laparotomie.

Fond de l'utérus très adhérent aux anses intestinales, difficiles à détacher.

3 janvier 1888 (huit jours après l'opération). — Utérus soudé et comme suspendu à la paroi abdominale, très petit, très mobile. Douleurs disparues.

Mars 1889. — Quinze mois après, opération. Première grossesse, dès les premiers temps, douleurs partant manifestement des points de fixation de l'utérus. Écoulements sanguins jusqu'au deuxième mois ; au troisième mois, le médecin ordinaire de la femme écrit à Saenger que l'utérus paraît ne pas se développer normalement en hauteur, étant solidement retenu au niveau de la suture.

Avril 1889. — Au sixième mois, accouchement prématuré. Fœtus macéré, ayant des dimensions d'un fœtus de trois mois.

Six semaines plus tard, femme en parfaite santé. Utérus ayant parfaitement évolué et en antéversion.

Deuxième grossesse en avril 1890. Dernières règles un an après sa fausse couche. En septembre premiers mouvements de l'enfant à quatre mois et demi.

Saenger examine la femme jusqu'au neuvième mois de l'accouchement et constate que l'utérus ne présente rien d'anormal dans ses dimensions, sa forme, sa mobilité. Accouchement le 7 février, quelques jours au-delà du terme, achevé par version et extraction d'un enfant mort. Absence presque complète de contraction.

Observation XVI

(Saenger II) (1)

Hystéropexie semi-directe. Grossesse et accouchement normaux.

S... 28 ans, accouchement normal. Rétroflexion mobile. Ventrofixation le 21 juin 1888.

Procédé semi-direct.

Grossesse 4 mois après, parfaitement normale. Accouchement à terme, le 21 juillet 1889.

22 juillet 1890. Léger écartement vers le milieu de la cicatrice abdominale. Utérus en antéversion, mais complètement mobile. Les adhérences à la paroi abdominale existent encore.

Observation XVII

(Von Winiwarter) (2)

Hystéropexie semi-directe à fausse couche probable.

D. G... 25 ans ; un enfant à 19 ans.

Depuis troubles menstruels et douleurs. Rétroversion utérine avec abaissement modéré et kyste ovarique droit.

3 avril 1888. Laparotomie. Ablation de l'ovaire droit.

L'utérus redressé est suspendu au-dessus de la symphyse pubienne, derrière l'angle inférieur de la plaie ventrale. Le fil du pédicule est utilisé à droite et à gauche, on passe d'avant

_____

(1) H. Léon. Lyon, 1891.
(2) Thèse Lamort, 1893. Saenger, *Centr. für Gynæck*, 1891.

en arrière, à travers l'angle gauche de la matrice, une suture qu'on ramène dans l'épaisseur de la paroi abdominale et qu'on abandonne. Guérison complète. Plus de douleurs.

En 1889, elle a dû probablement avoir une fausse couche de quelques semaines, malgré ses dénégations formelles. Cautérisation intra-utérine avec teinture d'iode.

Guérison, matrice en état d'antéversion tout à fait normale. Plus de douleurs.

OBSERVATION XVIII

(J. L. Faure, in Gynécologie, avril 1906)

Rétroversion adhérente. Prolapsus annexiel. Salpingopexie. Guérison

Mme A..., 25 ans, mariée sans enfants. Depuis longtemps douleurs dans le bassin, utérus en rétroversion fixe, annexes prolabées. Traitement médical prolongé sans résultat.

29 janvier 1903. Laparotomie. Masses d'adhérences reliant l'utérus à tous les organes du petit bassin qui sont rompues ou sectionnées aux ciseaux. Dégagement pénible des annexes fixées au fond du Douglas, les ovaires et les trompes paraissent saines, mais comme retombant dans le Douglas ; des adhérences néo-formées auraient reproduit la lésion, suspension du tiers externe de la trompe au ligament infundibulopelvien.

V

Alquié-Alexander

Ordre des observations

1º groupe : Raccourcissement des ligaments ronds. Exagération de la rétroflexion : Obs. I.
2ᵐᵉ groupe : Rétroversion mobile. Guérison. Obs. II.
3ᵐᵉ groupe : Rétrodéviation. Guérison. Grossesse. Accouchement normal. Obs. III, IV.
4ᵐᵉ groupe : Rétrodéviation. Guérison. Grossesse. Accouchement anormal. Obs. V, VI, VII.

OBSERVATION PREMIÈRE

(Gérard-Marchand. 1888. — *In* thèse Facoviceanu)

Femme de cinquante-six ans, entrée à l'hôpital pour une chute de l'utérus avec rétroflexion ; double opération qui consiste dans le raccourcissement des ligaments ronds et dans la colpopérinéorraphie. Les suites opératoires furent des plus simples.

Cette malade, quoique guérie, restait pour le service en attendant son placement dans un hôpital (sénilité), lorsqu'elle succombe à une pneumonie. A son autopsie, on constata que le raccourcissement des ligaments ronds qu'elle avait subi, avait eu pour résultat d'exagérer la rétroflexion, en raison de l'insertion moyenne et antérieure et non supérieure des ligaments ronds sur l'utérus.

Observation II

(Puech, *in* thèse Wladimiroff. Montpellier 1901)

Dr..., Marie, 24 ans, célibataire, ouvrière, entrée le 13 septembre 1900.

Diagnostic. — Métrite hémorragique. Rétroversion mobile, curettage de l'utérus. Opération d'Alquié-Alexander.

Antécédents héréditaires. Père mort à 80 ans, mère morte à 48 ans après avoir présenté pendant un certain temps des pertes rouges, a trois sœurs dont l'une morte de tuberculose pulmonaire.

Antécédents personnels. — 1° Pathologiques : sujette à des bronchites d'hiver, état nerveux très accentué ;

2° Physiologiques : la menstruation s'est établie à 19 ans ; depuis lors irrégulière, caractérisée par des absences de 2, 3 à 5 mois, non douloureuse, durant 8 jours, très abondante ; pas de pertes blanches dans l'intervalle des règles.

Maladie actuelle. — Le 15 mai, après une absence de règles ayant duré 3 mois, la malade est prise brusquement d'une hémorragie très abondante, avec caillots et douleurs dans les reins et le bas-ventre. Cette perte se continue avec les mêmes caractères pendant 3 jours au bout desquels la malade rentre à l'hôpital Suburbain. Là on déclare à la malade qu'elle a fait un avortement et on lui fait un curettage utérin. Pendant huit jours la malade continue à perdre, en même temps elle se plaignait des douleurs dans le bas-ventre siégeant particulièrement du côté droit. Séjour au lit de trois semaines : six semaines après le curettage, la malade est prise d'une perte rouge très abondante ayant duré dix jours, et comme la dernière, s'accompagnant de caillots.

La malade avait repris ses occupations. Dans le courant de juillet et d'août pas de pertes, mais à la fin d'août la malade est reprise d'une hémorragie très abondante qui a duré onze jours et s'arrête seulement deux jours avant son entrée à la clinique (13 septembre).

État actuel. — Femme maigre se plaignant de douleurs dans le ventre qui se montrent surtout à l'occasion d'une fatigue, pas de troubles de la miction, constipation nécessitant l'usage du lavement.

Le palper abdominal ne révèle rien de particulier. En pratiquant le toucher, le doigt tombe immédiatement sur le col qui regarde vers la symphyse du pubis, l'exploration des culs-de-sac latéraux et antérieurs reste absolument négative. Dans le cul-de-sac postérieur on sent le corps de l'utérus dont on peut suivre facilement la face postérieure. L'utérus est mobile et il est facile de réduire la rétroversion. L'utérus paraît légèrement augmenté de volume à l'examen au spéculum, col absolument sain. Le cathéter utérin donne comme mensuration 7 centimètres 3/4, son bec se meut facilement dans la cavité ses mouvements provoquent l'issue d'un peu de sang.

Diagnostic. — Métrite hémorragique, rétroversion mobile. Le 17 septembre, curettage après dilatation à la laminaire. Opération d'Alquié-Alexander ; le curettage amène l'issue d'un certain nombre de fongosités utérines et s'accompagne d'hémorragie assez abondante, à laquelle mettent fin deux attouchements de la cavité utérine avec de la ouate imprégnée de perchlorure de fer. A la suite de la découverte du ligament rond par incision de la paroi antérieure du canal inguinal, les ligaments ronds sont raccourcis de chaque côté de 10 centimètres. Fixation du ligament par 3 fils de soie. Reconstitution de la paroi antérieure du canal. Fermeture de la plaie au crin de Florence sans drainage. Pansement : mèche de gaze iodoformée dans le vagin.

Suites opératoires. — Immédiatement après l'opération, phénomènes de shock nécessitant l'emploi de piqûres d'éther, de caféine et d'une injection de sérum artificiel. Vomissements pendant deux jours. Mais la température ne s'est jamais élevée au-dessus de 38 degrés, et le ventre est toujours resté souple et non ballonné.

Le huitième jour, ablation des fils. Réunion parfaite de la plaie. Le quinzième jour, suppression du pansement, et au bout de trois semaines la malade commence à se lever. Dès le deuxième jour, on a élevé la mèche de gaze vaginale et on s'est contenté d'injections vaginales.

La malade a été revue trois mois après. L'utérus est en antéversion légère ; les règles sont normales : écoulement blanc presque insignifiant. L'état général est très bon.

OBSERVATION III

(W. Alexander) (1)

Rétrodéviation ; raccourcissement des ligaments ronds ; deux grossesses et accouchements normaux.

Mme B..., 24 ans, rétroversion à la suite d'un accouchement normal il y a 3 ans. Troubles utérins, arrêt de la menstruation, épilepsie, dysménorrhée etc. Cette malade entre à l'hôpital pour brûlure grave, faite pendant un accès d'épilepsie. Ses crises se produisent au moment des époques menstruelles. A l'examen on trouve un déplacement utérin. Raccourcissement des ligaments ronds le 10 mars 1881. Les crises d'épilepsie cessent aussitôt. En 1882, elle devient enceinte et accouche en 1883 d'un enfant vivant. Ni elle, ni l'accoucheuse

(1) *British Medical Journal*, 14 février 1891, p. 348.

n'observèrent de troubles soit pendant la grossesse, soit pendant l'accouchement. On montra cette malade aux membres du *British medical Association* en 1883, et plusieurs gynécologistes purent vérifier l'excellente position de l'utérus. Depuis lors un nouvel accouchement s'est produit sans modifier la position de cet organe.

Observation IV

(De Newman) (1)

Rétroversioflexion ; raccourcissement des ligaments ronds ; grossesses et accouchements normaux.

Mme W..., 35 ans, 8 grossesses à terme et 2 avortements ; a suivi régulièrement un traitement local pendant 2 ans. a été à peu près impotente pendant 10 ans.

Rétroversion utérine avec rétroflexion accentuée, adhérences provenant d'une affection pelvienne antérieure.

Déchirures du col et du périnée. Les tentatives de mobilisation de l'utérus occasionnent de violentes douleurs.

Le 6 février 1888, le Dr R. N. Hall dilate le col dans le but de redresser l'utérus et répare le col et le périnée.

La flexion se reproduit et l'état de la malade ne s'améliorant pas on me prie de pratiquer l'opération d'Alexander.

Le 31 mai, je raccourcis les ligaments ronds de 11 centimètres en appliquant l'ancienne méthode. J'éprouvai des difficultés à trouver les ligaments qui m'obligèrent à fouiller les tissus. Il y eut suppuration de la plaie, attribuable à la recherche laborieuse des ligaments, puis à la malade qui enleva son pansement et infecta la plaie avec ses ongles. Cette malade, excitable et difficile à surveiller, quitta l'hôpital le 19 juin à

---

(1) *American Journal of obstetric*, mars 1891.

l'insu du médecin. La convalescence fut longue et pénible et pendant un certain temps elle souffrit plus qu'avant l'opération.

Elle devint enceinte et vit disparaître tous les symptômes antérieurs. Accouchement normal, très bel enfant âgé de cinq mois (mars 1891). La malade est vigoureuse et allègre, s'adonnant aux soins du ménage. Le docteur Paumier dit que l'utérus est sain et en situation normale.

OBSERVATION V

(W. Alexander)

Rétroflexion. Raccourcissement des ligaments ronds. Grossesse. Hémorragie à l'accouchement.

Mme P...., 36 ans, fut envoyée par le docteur Grinsdale comme présentant des indications nettes pour l'opération. Elle éprouvait les symptômes d'une rétroflexion accentuée, tiraillements, lassitudes, leucorrhée, dysménorrhée et une stérilité datant de quatre ans, époque de la naissance d'un enfant. On pratique l'opération le 24 janvier 1886 avec succès. La convalescence fut retardée par un point de suture profond qui avait produit un trajet fistuleux qui guérit quand on eut enlevé le point de suture. Le 10 juillet 1888, le médecin m'informa qu'elle était enceinte; il disait : L'abdomen est très développé, elle se plaint quand elle est fatiguée de vives douleurs au niveau des cicatrices. Sa santé est excellente et l'opération semble avoir parfaitement réussi. Il m'écrivit le 8 août : « Vous serez heureux d'apprendre que Mme P... est au bout de ses peines et qu'elle a eu un beau garçon. Le travail fut pénible, il se produisit une hémorragie considérable, quoique non alarmante. » Le docteur Stone suivit avec soin la convalescence qui ne fut ni longue ni pénible. Le 10 juillet

1889, je recevais une lettre de ma malade disant : « Je ne me suis pas sentie aussi bien depuis des années. »

Observation VI

(Imlach)

Rétrodéviation ; raccourcissement des ligaments ronds ; grossesse ; présentation vicieuse

J. D..., 29 ans, six enfants, le plus jeune âgé d'un an. Douleurs pelviennes continuelles, mais sans hémorragie ; ovaires prolabés, sensibles, non augmentés de volume. Opération le 4 février. Disparition des phénomènes douloureux. En février 1885 elle accoucha de nouveau. La malade ne souffrait pas pendant sa grossesse ; l'enfant se présenta par le tronc. En avril 1885 la malade souffre de cellulite pelvienne.

Observation VII

(M. le professeur Rivière, de Bordeaux)

Raccourcissement d'un seul ligament rond ; grossesse pénible ; accouchement à terme, mais non absolument normal

Marie B..., 27 ans, trois accouchements réguliers, grossesses normales.

En février 1890, quatrième grossesse normale aussi ; accouchement par le siège, enfant vivant. Se lève au dixième jour, mais bientôt elle éprouve dans le ventre des douleurs vives exagérées par la marche, qui devient impossible. Pertes abondantes et purulentes. État général mauvais.

Entre à l'hôpital août 1890. On constate une rétroversion utérine marquée, avec endométrite purulente.

Sous l'influence du repos et d'un traitement vaginal aseptique, les douleurs s'atténuent pour reparaître dès que la patiente essaie de marcher.

En septembre 1890, le chirurgien pratique le curettage de l'utérus et fait une tentative de raccourcissement des ligaments ronds. Le ligament du côté droit ne peut être découvert : celui de gauche est mis à nu, fortement raccourci, mais au moment où il va être fixé, il se rompt. On en reprend cependant les débris qui sont suturés aux piliers et aux parties molles.

Marie B... quitte l'hôpital quinze jours après l'opération. Elle éprouve d'abord des tiraillements dans l'aine gauche ; mais bientôt les troubles disparaissent et la santé devient très bonne.

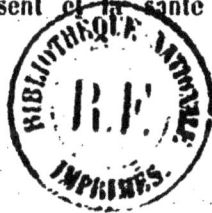

BIBLIOTHÈQUE NATIONALE R.F. IMPRIMÉS

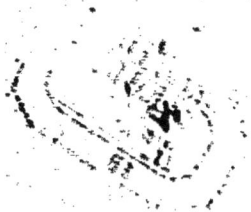

BIBLIOTHEQUE NATIONALE DE FRANCE

3 7531 0094676O 4

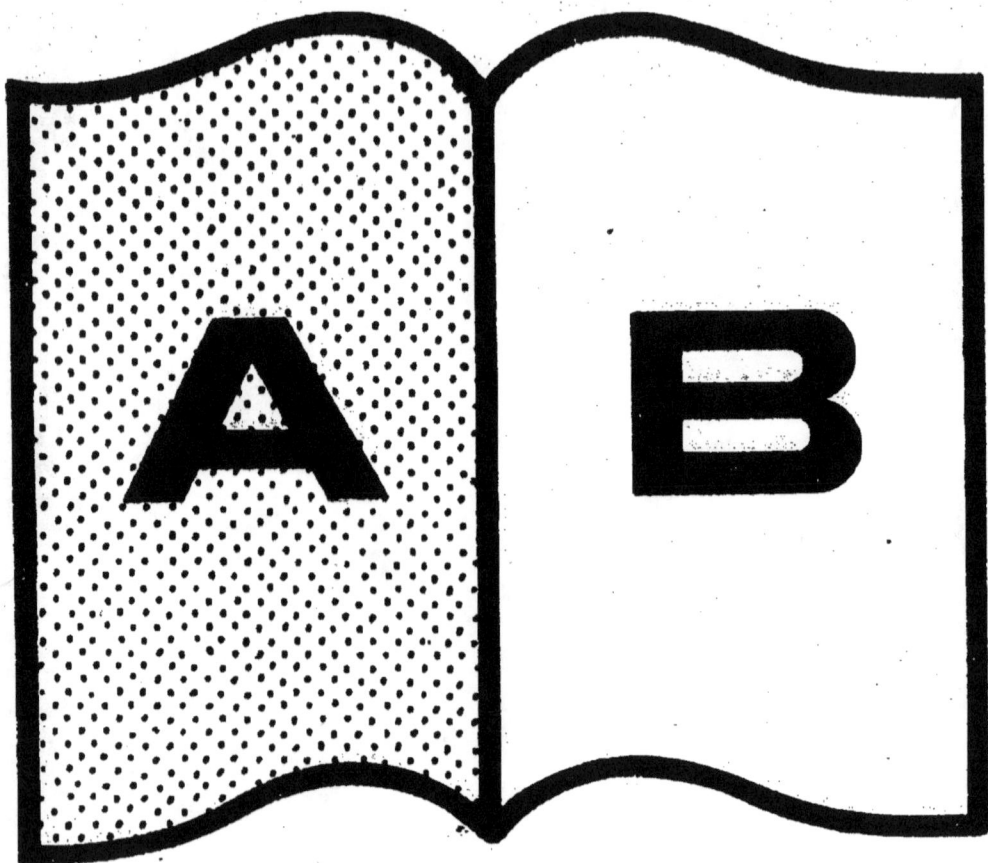

Contraste insuffisant

NF Z 43-120-14

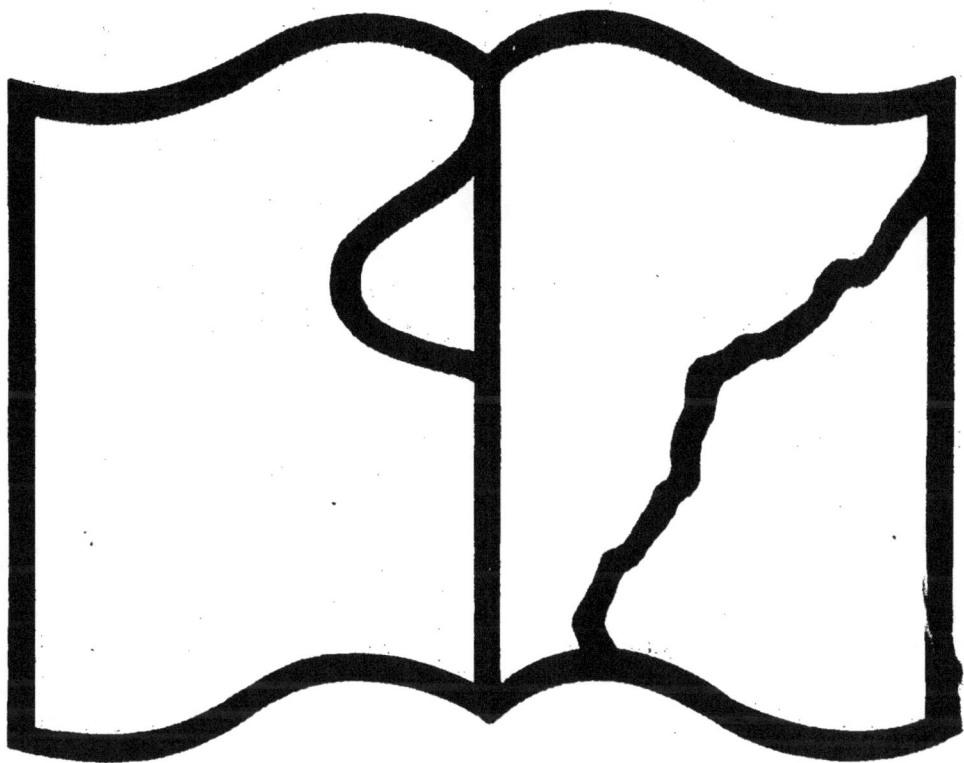

Texte détérioré — reliure défectueuse

NF Z **43**-120-11

www.ingramcontent.com/pod-product-compliance
Lightning Source LLC
Chambersburg PA
CBHW071857200326
41519CB00016B/4427